U0144841

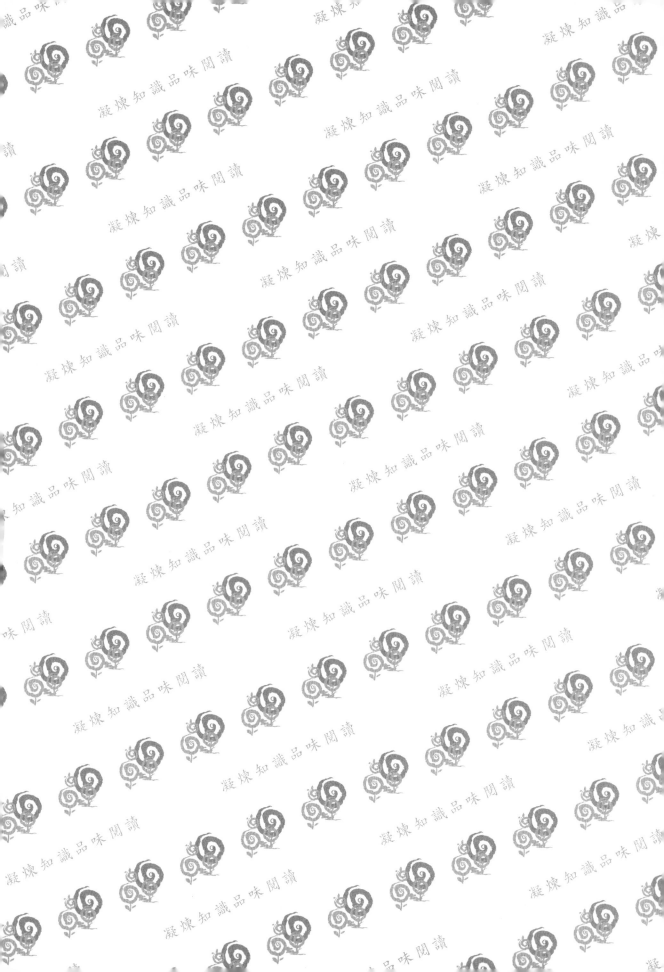

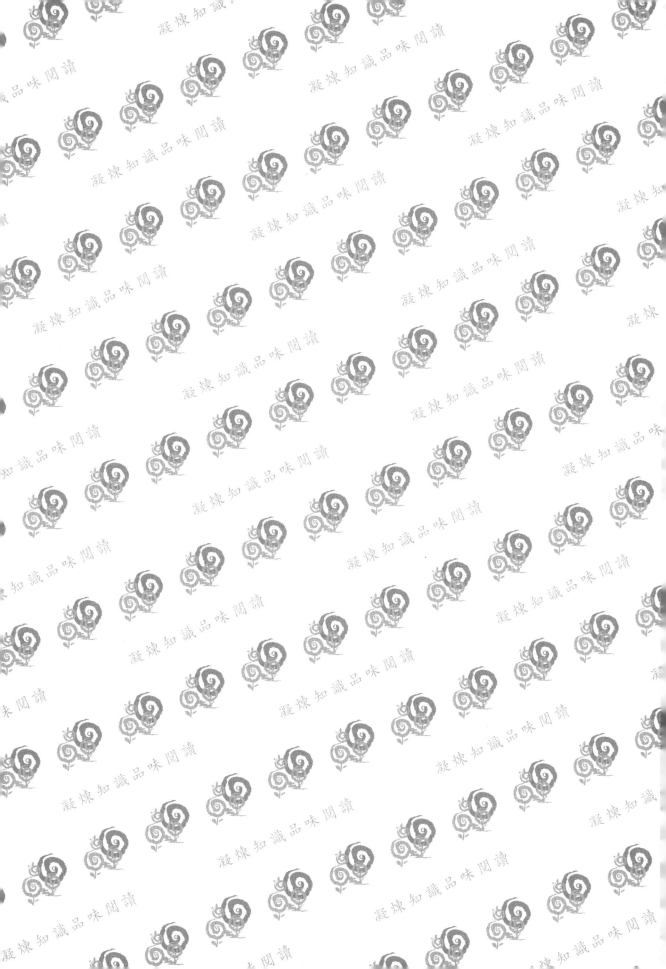

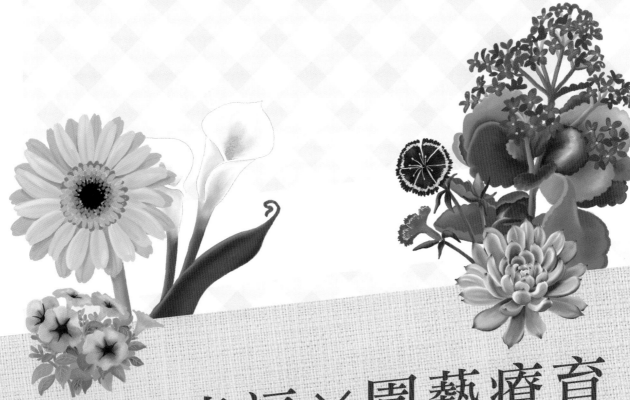

花語幸福×園藝療育
24節氣認知促進手作

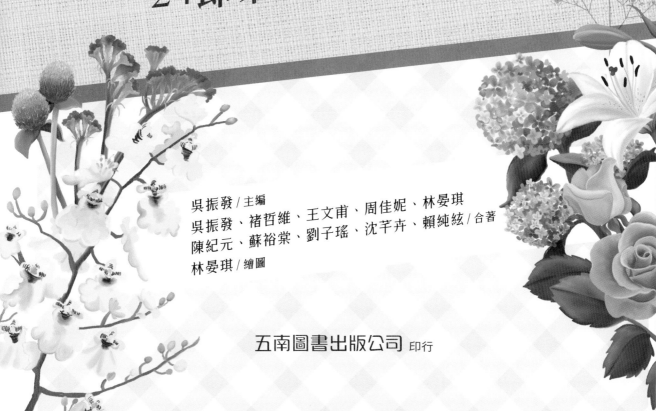

吳振發 / 主編

吳振發、褚哲維、王文甫、周佳妮、林晏琪
陳紀元、蘇裕棠、劉子瑤、沈芊卉、賴純絃 / 合著

林晏琪 / 繪圖

五南圖書出版公司 印行

目錄

第一章 認識失智症

008　人口老化與失智症
008　什麼是失智症
008　失智症的主要症狀
009　失智症的分類
009　失智症的病程
010　失智症的治療

第二章 園藝療育與認知促進

012　什麼是園藝療育
012　園藝療育發展現況
013　園藝療育與失智症認知促進

第三章 24節氣國產花卉園藝療育方案

018　立春　2月上旬　洋桔梗
022　雨水　2月下旬　玫瑰
026　驚蟄　3月上旬　蝴蝶蘭
030　春分　3月下旬　海芋

contents

清明	4月上旬	菊花	034
穀雨	4月下旬	矮牽牛	038
立夏	5月上旬	康乃馨	042
小滿	5月下旬	石竹	046
芒種	6月上旬	仙人掌	050
夏至	6月下旬	繡球花	054
小暑	7月上旬	馬拉巴栗	058
大暑	7月下旬	美鐵芋	062
立秋	8月上旬	非洲菊	066
處暑	8月下旬	火鶴花	070
白露	9月上旬	宿根滿天星	074
秋分	9月下旬	文心蘭	078
寒露	10月上旬	晚香玉	082
霜降	10月下旬	星辰花	086
立冬	11月上旬	百合	090
小雪	11月下旬	唐菖蒲	094
大雪	12月上旬	長壽花	098
冬至	12月下旬	千日紅	102
小寒	1月上旬	大花蕙蘭	106
大寒	1月下旬	多肉植物	110
園藝療育認知促進效益綜合檢索表			114

作者序

吳振發

感謝教育部、中興大學、農業試驗所花卉試驗分所、彰化基督教醫院失智症中心提供寶貴的資源協助，讓這本書籍順利完成，作者群們在感激之餘，共同決定將本書的版稅，全部捐贈國立中興大學園藝學系，期望為持續推展園藝療育盡一份心力。

接著，我想表達的是本書對於失智症的個案而言，提供了在語言表達、定向感、注意力、記憶力、人際互動、肌肉訓練的參考方案，提供失智症個案在親近植物的過程，感受到其反饋的能量。其中，節氣與植物的生長息息相關，與台灣人的生活、文化也密不可分，這種人與植物的關係，早已潛移默化的深入每個的身體與記憶。我們以此為出發點，提出的園藝療育活動，適合擁有節氣生活基因的夥伴們，期望幫助需要的朋友，從生活與身體的記憶來維繫心智的記憶。

王文甫

隨著人口老化加劇，失智症已成為全球重要的公共衛生挑戰。本書從台灣的現狀出發，探討失智症的症狀、分類、病程及治療方式，特別聚焦於非藥物介入，並介紹園藝療法作為社區及居家照護中的實用模組。希望本書能為照護者及相關專業人士提供具體的建議，幫助失智症患者提升生活品質，並減輕照護者的負擔。

褚哲維

本書主要利用不同季節在地生產的國產花卉，依據二十四節氣形成多元的園藝療育課程，最後希望透過在地生產的花變成專屬每個季節的療育課程。

周佳妮

本書結合二十四節氣花卉園藝活動，透過設計多元有趣的課程，幫助參與者促進手腦協調、提升專注力與日常生活功能。讀者將能隨書中內容學習園藝療育的精髓，發現自身潛力，並增強身心健康，從活動中獲得內在平衡與正向能量的提升。

林晏琪

本書以失智症個案為對象，在活動過程中，發現園藝療育能帶給個案不只心理上的慰藉，在生理上亦可以達到部分手部、腦部功能訓練，並且促進個案與人社交的機會。這是一本適合對園藝療育有興趣或是正在苦惱該如何協助失智症個案的照顧者，適合閱讀的初階工具書！

蘇裕棠

本書的理念源於希望能夠為照護者與專業人士提供實際、可行的策略，尤其是透過非藥物的介入方式，讓失智症患者在社區和居家照護中獲得更溫暖的支持。我們嘗試將傳統二十四節氣的智慧結合台灣在地花卉，設計適合失智症患者的園藝療育課程，讓他們在課堂過程中感受到人與自然的連結，並得到內心的平靜。這些活動不僅可以帶給患者心理上的安定，也期望能有效減輕照護者在日常照顧中的壓力，達到身心平衡的生活品質。

陳紀元

本書設計了一系列專為失智長者量身打造的園藝療育活動。透過花卉的栽培與照護，我們希望喚起患者的記憶與情感，減少焦慮，提升生活品質。期望此書不僅是一份實用指南，更是幫助患者與照護者共同尋求心靈慰藉的夥伴。

劉子瑤

園藝療育始於生活中的每個角落，如同書中的園藝療育方案，結合了日常生活、民俗節慶，使參與對象更能產生共鳴，將算數、排列、組合等操作融入活動中可以促進認知功能，而透過此類團體活動亦可強化社會關係。期望透過此書的方案建議，讓更多人透過植物來產生互動，分享園藝療育效益。

沈芊卉

本書花卉栽培重點與維護管理，並清楚說明園藝療育課程設計與操作步驟，以及各課程所帶來的認知促進效益，是一本園藝療育手作的重要參考的書籍～推薦給想要了解園藝療育的所有人！

賴純絃

本書是以二十四節氣花卉為主題，並針對失智症所研擬的園藝療育教案，希望書中所設計的方案，能幫助失智症照顧者、高齡產業相關專業者或一般有興趣讀者，感受園藝療育幫助人而帶來的快樂、幸福感！

1

認識失智症

人口老化與失智症
什麼是失智症
失智症的主要症狀
失智症的分類
失智症的病程
失智症的治療

王文甫

01 人口老化與失智症

人口老化已成為全球公共衛生的重要課題。根據預測，到 2030 年，亞洲地區將擁有全球 60 歲及以上人口的 60%，以及全球最年長老年人（80 歲及以上）的一半。過去幾十年來，台灣的老年人口迅速增長，65 歲及以上的比例從 1992 年的 6.8% 增加到 2022 年的 16.9%。失智症是一種與年齡密切相關的神經退行性疾病。根據 2021 年世界衛生組織（WHO）發佈的《公共衛生領域應對失智症全球現況報告》，目前全球失智患者超過 5500 萬，並預計到 2050 年將增至 1 億 3900 萬。

依據衛生福利部 2024 年的最新調查，台灣 65 歲以上的民眾中，約 8% 罹患失智症。透過全民健康保險資料庫的分析，失智患者的急診及住院風險比非失智患者高出 1.38 倍，每年急診次數亦顯著增加（每年急診次數 0.82 次對 0.42 次），而醫療費用的支出更高（53.3 萬元對 31.9 萬元）。因此，如何有效照護失智症患者已成為國家重大挑戰。

02 什麼是失智症

失智症（Dementia）並非正常老化的結果，也不是單一疾病，而是一組症候群，涵蓋多種認知功能的損害。其症狀不僅包括記憶力下降，還涉及語言能力、空間感、計算能力、判斷力、抽象思考能力以及注意力等的退化。此外，患者可能出現行為干擾、個性改變、妄想或幻覺等症狀，嚴重影響其日常生活，並給家庭照護者帶來沉重負擔。

03 失智症的主要症狀

失智症的臨床表現可分為三大範疇：

一、日常生活功能影響：患者無法自行完成穿衣、數錢、打電話等日常活動，需依賴家人或看

護協助。

二、行為紊亂：包括妄想、躁動、幻覺以及異常行為，這些失智症精神行為症狀（BPSD）對患者的生活品質影響深遠。

三、認知障礙：如記憶喪失、失去定向感、注意力不集中，甚至無法辨識家人，嚴重者可能會走失。

04 失智症的分類

依據病因，失智症可分為三大類：

一、退化性失智症：此類佔大多數，包括阿茲海默症、額顳葉型失智症、巴金森氏症失智症及路易氏體失智症。

二、血管性失智症：由腦中風或慢性腦血管病變引起，因腦部血液循環不良而導致腦細胞損傷。

三、其他原因引起的失智症：如營養不良、常壓性水腦、腦部腫瘤、甲狀腺低下及電解質失衡等，若能找出病因，部分患者的症狀可得以改善。

根據衛生福利部 2024 年統計，台灣失智症患者中，阿茲海默型失智症佔 56.88%，血管型失智症佔 22.91%，而巴金森氏症失智症則佔 7.12%。

05 失智症的病程

失智症的進展可分為以下幾個階段：

一、輕度認知功能障礙（MCI）：這是一個介於正常與輕度失智症之間的過渡期。患者的認知功能低於常模，但日常生活仍能獨立。每年約有 10-15% 的 MCI 患者會進展為失智症。

二、輕度失智症：持續 2 至 4 年，患者出現明顯的健忘、語言表達困難及情緒不穩等症狀，日常活動開始受到干擾。

三、中度失智症：病程大約持續 2 至 8 年，患者無法辨識親友、執行日常活動困難，且可能出現妄想、幻覺和睡眠障礙。

四、重度失智症：病程約 1 至 3 年，患者無法自理生活，逐漸喪失語言能力及記憶，長期臥床，生活完全依賴他人。

06 失智症的治療

一、藥物治療：目前的藥物治療以膽鹼酶抑制劑及 NMDA 受體拮抗劑為主，用於延緩阿茲海默症和巴金森氏失智症的病程。然而，這些藥物無法根治失智症，只能在一定程度上維持或改善認知功能。近兩年，美國食品藥物管理局（FDA）核准了一些單株抗體藥物，藉由清除大腦中的 β- 粉樣蛋白來延緩阿茲海默症的進展。

二、非藥物介入：由於藥物治療效果有限，非藥物介入越來越受到重視。這些介入措施旨在提升患者的生活功能、穩定情緒，並延緩認知衰退，以提高患者與照護者的生活品質。研究表明，非藥物介入已被推薦為處理失智症精神行為症狀（BPSD）的首選方法。

自 2017 年起，台灣推動「長期照顧十年計畫 2.0」，截至 2023 年底，已建立超過 500 個失智據點、1000 家日間照顧機構及 4000 多家長照巷弄站（C 據點）。這些據點提供非藥物介入服務，包括行為管理、認知刺激、運動計劃、回憶療法、音樂療法、芳香療法和園藝療法。本書將重點介紹園藝療法，作為社區及居家照護中實用的失智症介入模組。

2

園藝療育與認知促進

什麼是園藝療育

園藝療育發展現況

園藝療育與失智症認知促進

吳振發 賴純絃

01 什麼是園藝療育

園藝療育是以植物或其相關的衍生物為材料，規劃適合特定對象的療育活動，並由具有專長的人員帶領，在安全的場域進行，以促進特定對象的生理與心理健康、社會關係健全、職業能力培養、知識傳遞、或者是其他相關效益。必須注意的是園藝療育課程或活動的設計，需要針對特定的個案或群體，充分了解其個性或特性後，制定各階段的療育目標、設定期程與頻率、制定活動或課程內容、執行方式、安排適當的場所、進行效益評估及檢討等，並且可依照個案與群體執行後的狀況，評量繼續下一階段園藝療育或停止。

02 園藝療育發展現況

隨著台灣進入超高齡社會，對於長者健康照顧的重視程度越來越高，長者對於自身健康維持的意識亦逐漸提高，因此，成功老化已成為現階段大家所關注的焦點，其著重於維持認知和身體功能、避免疾病和失能、持續性的參與社會活動等。從事園藝療育活動所產生的效益，對應著成功老化的要件，因此常常成為社區關懷據點、綠色照顧站、日間照顧服務、失智據點或其他相關健康、亞健康的長者照顧的單位，時常舉辦的課程或活動。

從事園藝療育的過程中，可逐步建立失智症參與者循序漸進的做事方法，並能夠穩定情緒、暫時脫離煩惱、轉移注意力，部分活動更能夠讓參與者發揮個人巧思與創意，產生美好的成果，獲得自我滿足、成就感或自信心。因此，許多資源不足團體、特殊疾病族群、甚至是慢性病族群、高壓力群族，對於參與園藝療育都具有著高度的意願與熱忱。

值得注意的是，在嚴重特殊傳染性肺炎流行期間，大部分民眾面臨感染的壓力，以及被限制在家中無法外出或不敢外出，在生理、心理、糧食、社會關係上都受到相當大的衝擊。此時，園藝療育扮演著相當重要的角色，由於民眾在家從事園藝活動時間大幅增加，藉由照顧植物轉

03

園藝療育與失智症認知促進

關於失智症的預防，國民健康署提出增加大腦保護因子及遠離失智症危險因子，其中多動腦、多運動、均衡飲食、多社會互動、維持健康體重等，屬於增加大腦保護因子。遠離憂鬱、不抽菸、避免頭部外傷、預防三高（高血脂、高血壓、高血糖）屬於遠離失智症因子。從事園藝療育活動過程中具有多動腦、多運動、多社會互動的特性，可以是預防失智症的方法之一。

除此之外，園藝療育是失智症非藥物治療的方式之一，可安排適當的園藝運動、可設計腦部認知活動、過程中可增加社交互動、並可結合健康飲食於蔬果栽培過程，有助於延緩認知功能退化。

認知功能促進有助於延緩失智症退化，其涵蓋的面向相當廣，常見的有語言表達、定向感、注意力、記憶力、人際互動等五個面向。以園藝療育來講，其操作方式，可以整理如下：

1. 語言表達

目的在於維持失智症個案的聽力、語言能力與表達方式，能與人溝通無礙。園藝療育的作法，舉例如下：

(1) 充分了解個案或群組成員的個人背景資料，若是能夠進行訪談，可獲得更完整的資訊。

(2) 園藝療育活動過程，程序步驟清楚，並採用簡短的語句、詞彙。

(3) 適當的使用海報、投影片、短影片，讓參與者可以重複地觀看，帶領者可用於不斷的提醒

移無法外出的苦悶，經過長期與植物互動後，多數已能感受到植物所帶來的壓力紓解、情緒調整、身體勞動、蔬果收成及分享食用等好處。因此，在疫情結束之後，一般民眾對於園藝及其相關活動，仍保持相當高的興趣。

由上述的內容，可得知在政府推動、社會推廣、民眾需求的交互作用下，造就了國內園藝療育的蓬勃發展。

2. 定向感

(1) 以植物播種、開花、結果、採收的季節或節氣，作為培養參與者時間定向的主題。

(2) 以植物適合栽種的地區、栽種的位置（全日照、半日照、陰涼處），作為培養參與者空間定向的主題。

(3) 盡量固定上課的地點與個人座位，工具與設施的位置，建立空間定向感。

(4) 課程的時間安排，可充分跟參與者溝通，並培養其準時完成的能力。

(5) 適當的使用時間與空間定向輔助用品，例如月曆、日曆、時鐘、手錶、地圖等。

(6) 帶領者、參與者盡量固定，在課程中可重複呼叫姓名，建立人物的定向感。

(7) 園藝療育的活動過程心得或課程成果、作品，可跟課程夥伴言語分享。

(4) 參與者逐步正確地完成動作。

3. 注意力

(1) 採用參與者慣用的語言來說明，並以實際物品、動手操作為主，維持參與者的注意力。

(2) 舉例說明時，以參與者所熟悉的主題、話題、事物，比較容易產生共鳴，避免無趣。

(3) 適時的掌握參與者上課的精神狀況，可適時地提供休息時間。

(4) 動態活動與靜態動作可適當的交互運用，有助於提高參與者的注意與課程效果。

4. 記憶力

(1) 使用主題明確的事物（例如艾草、老照片、老歌），作為話題延伸討論的材料，讓參與者勾起回憶，分享自身經驗。

(2) 使用稍有別於傳統的事物為材料（例如不同以往的彩色花椰菜、超大的南瓜），創造記憶點。

(3) 活動時可適當的請參與者覆誦重點事項，強化記憶。

(4) 正式活動或上課前，可複習前一次的活動或課程主題、內容、成果、或特殊點，增加參與者的記憶點。

5. 人際互動

(1) 可透過活動或課程設計、座位安排、工具使用等，增加參與者間的互助合作或討論。

(2) 相同專長或專長具互補性者，可安排在同一組或同一桌，增加彼此間的話題性。但是個性不合者，避免同處造成糾紛。

(3) 提供機會讓參與者表現其專長的項目，增加其成就感，增加夥伴間的話題。

(4) 以正向的帶領方式，並鼓勵參與者以正向思考的角度來參與活動或課程。

(5) 嘗試在活動或課程中協助參與者間建立友誼，而延續至活動或課程結束後，成為長久朋友。

本書提出的園藝療育活動，除了認知促進的目的之外，同時具有手部肌肉訓練的目的，包括手指與手腕的靈活度、指力與握力訓練等。上述共六項失智症園藝療育的認知及手部肌肉促進的表現，在本書所提的二十四節氣國產花卉園藝療育方案，將分別說明。

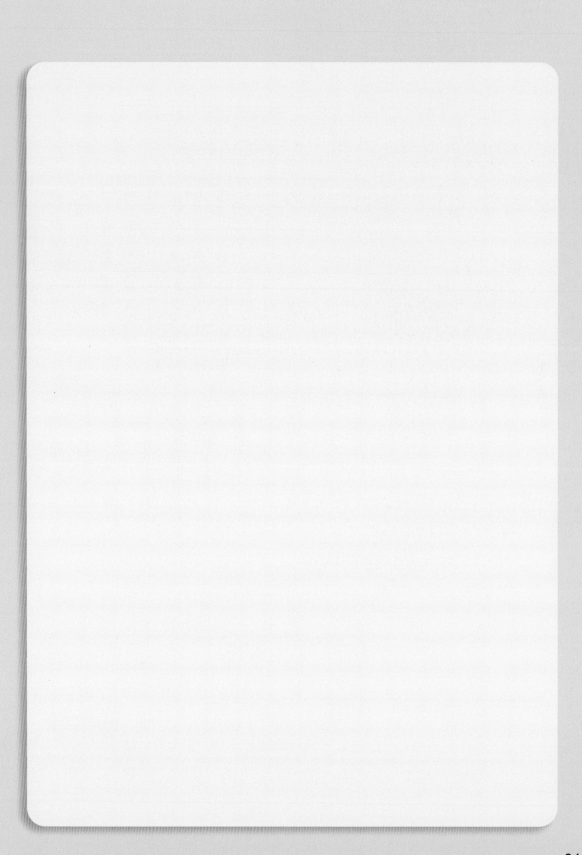

3

24節氣國產花卉園藝療育方案

節氣	時間	花卉
立春	2月上旬	洋桔梗
雨水	2月下旬	玫瑰
驚蟄	3月上旬	蝴蝶蘭
春分	3月下旬	海芋
清明	4月上旬	菊花
穀雨	4月下旬	矮牽牛
立夏	5月上旬	康乃馨
小滿	5月下旬	石竹
芒種	6月上旬	繡球花
夏至	6月下旬	仙人掌
小暑	7月上旬	馬拉巴栗
大暑	7月下旬	美鐵芋

節氣	時間	花卉
立秋	8月上旬	非洲菊
處暑	8月下旬	火鶴花
白露	9月上旬	宿根滿天星
秋分	9月下旬	文心蘭
寒露	10月上旬	晚香玉
霜降	10月下旬	星辰花
立冬	11月上旬	百合
小雪	11月下旬	唐菖蒲
大雪	12月上旬	長壽花
冬至	12月下旬	千日紅
小寒	1月上旬	大花蕙蘭
大寒	1月下旬	多肉植物

園藝療育認知促進效益綜合檢索

褚哲維
林晏琪
蘇裕棠
劉子瑤
陳紀元
沈芊卉
周佳妮

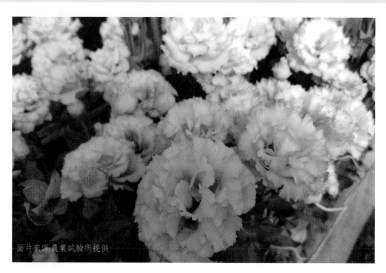

圖片來源:農業試驗所提供

Eustoma russellianum

立春 2/3-2/5

洋桔梗 花材介紹

▸ 花卉栽培重點：

洋桔梗屬於相對性長日植物，即在長日環境下到花日期較早，但其長度較短。反之，短日環境下到花日期較晚，花莖長度較長。在抽苔生長之後，溫度高低對開花與否無絕對影響，僅影響花苞開放速度，溫度越高開放速度越快。夏季高溫下易使洋桔梗提早由營養生長轉為生殖生長，使莖長變短，降低切花品質。

▸ 採後處理方法：

成熟度主要以每枝花有3-5朵開放為佳，採收後，立即插水進入冷藏庫進行預冷處理(5-10℃)，同時也利用保鮮液進行預措。運輸過程也必須保持於5℃。

▸ 性狀介紹：

洋桔梗具灰綠色葉片卵形至長橢圓形呈對生排列，花色豐富，花型類似玫瑰，因此也被稱為「無刺的玫瑰」。

常見 洋桔梗花色

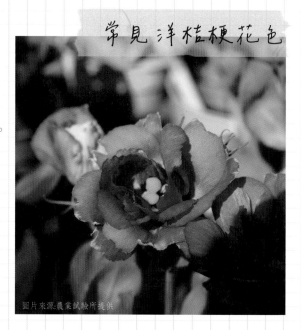

圖片來源:農業試驗所提供

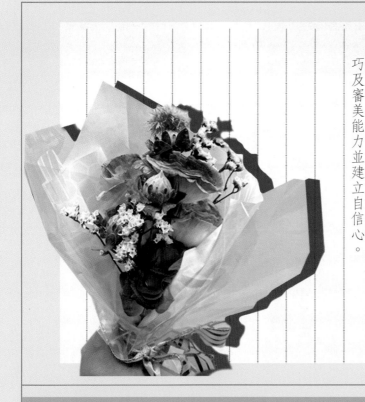

洋桔梗花束

洋桔梗，為台灣冬天、春天、涼爽季節常見的花卉材料。其形態優雅常與玫瑰、康乃馨等花材搭配，深受大眾喜愛。

藉由讓個案自行選擇花材及包裝選色搭配有助於提升個案的注意力，強化手工技巧及審美能力並建立自信心。

01 課程於健康促進之表現

• 語言表達 ★★★

引導個案於課程解說前，透過觀察花卉使用一句話形容其觀察。激發個案能動腦思考透過口語方式表達來增進及維持發表能力。

• 人際互動 ★★★★★

透過分組及分工處理花材的方式，讓個案一同參與活動，透過分享設計的理念，增加個案間的互動性，強化社交能力。

• 手部肌力 ★★★★

在進行花束的打包及握持過程中，個案需反覆進行綁、捏、握等雙手的操作，透過這些手部訓練活動可以有效增強手部肌群力量，並加強靈活性與協調性。

• 注意力 ★★★

花束包裝材料選用與如何排列需保持持續專注，特別是流程解說時，因此可提升個案專注轉移焦慮。

• 定向感 ★★★★

事先說明時間截止活動，乃至花束空間設計提示皆有助於培養個案定向感。

• 記憶力 ★★★★

透過反覆流程及排列花材，個案可在活動中增強短期記憶力訓練，並有助生活中容易記憶。

02 所需材料介紹

花材
- 洋桔梗
- 水晶花
- 菊花

工具
- 花藝鐵絲
- 花藝剪刀
- 麻繩
- 透明膠帶

裝飾
- 玻璃紙
- 白色包裝紙
- 花紋包裝紙
- 緞帶

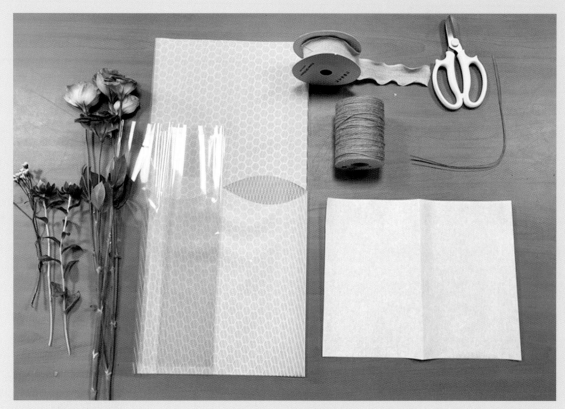

圖片來源:本團隊拍攝

※溫馨提醒

本次課程以洋桔梗為主角,在包花時需要注意順序,花紋包裝紙為最內層,白紙為中間層,最外層為玻璃紙,每層皆以膠帶固定,確保花束不會散開。另外,花束設計初期,切勿將切花莖部修剪過頭,否則不利於後續配置。

03 課程操作步驟

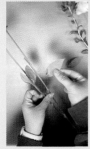 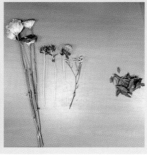 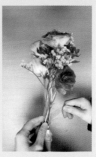

步驟一、

修剪花材的綠葉，避免水分蒸散過快及操作上的障礙。將花材依自己喜歡的狀態進行構圖，並以透明膠帶纏繞固定。

步驟二、

取出花紋包裝紙，摺出斜角(約包裝紙的1/3)，將花束頂部對齊包裝紙之右上角，並固定包裝紙與花莖，自右側開始連續抓摺，包圍花束。左側以同樣方式抓褶，使用透明膠帶或細鐵絲纏繞固定。

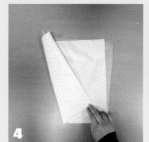 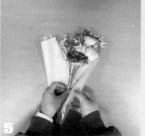 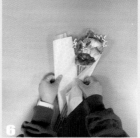 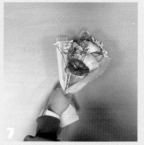

Last Step

外層使用白紙，先將白紙的右下角左側摺出斜角(約紙張的1/3)，將先前製作完成的花束放置包裝紙的中間，依步驟二方式抓摺並以手指固定，調整包裝紙、增加層次感，最外側加上玻璃紙後，以膠帶或鐵絲固定，綁上緞帶即完成。

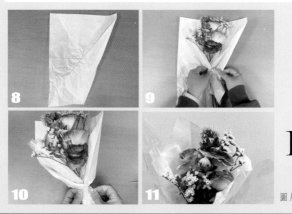 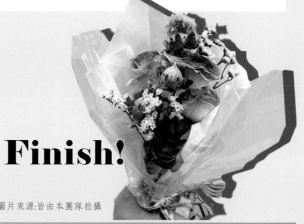

圖片來源:皆由本團隊拍攝

Finish!

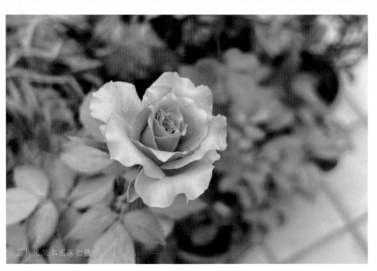
图片来源:沐園際拍攝

Rosa ×hybrida

雨水 2/18-2/20

▪ 花卉栽培重點：

喜好陽光但是在臺灣夏季日照過強，可進行遮光避免熱傷害，提高外觀品質。

栽培介質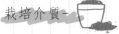

玫瑰喜好排水性良好且有機質高的介質。肥培部分，初期以平均肥施用，開花階段可施用磷鉀肥提高花朵艷麗程度。

▪ 採後處理方法：

成熟度主要以花蕾是否飽滿且最外層花瓣略微展開。採收時間盡量以清晨為主，以降低田間熱。採收後，立即進入冷藏庫進行預冷處理(5-10℃)，同時也利用50ppm次氯酸鈉進行預措。運輸過程也必須保持於5-10℃之間。

▪ 性狀介紹：

玫瑰為薔薇科植物，其莖上常帶有刺，葉片為奇數羽狀複葉，花朵為單瓣或重瓣，其花色豐富，從白色、粉色、橘色、黃色及紅色等顏色。生長型態可分為直立型、半直立型、開張型、廣開張型及匍匐型等。花蕾形狀可分為細長、卵、杯狀、壺及球狀等。

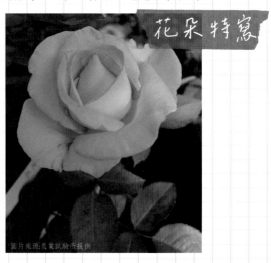
花朵特寫

图片來源:農業試驗所提供

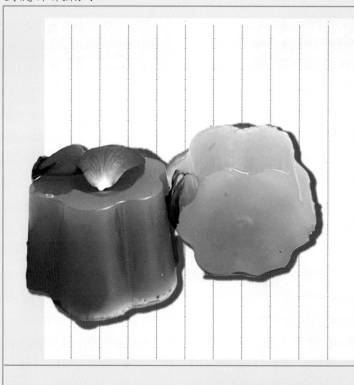

玫瑰手工皂

玫瑰，為香花植物，其獨特香氣常被使用來製作成精油、香水的基底。

課程利用玫瑰天然的香氣刺激個案嗅覺感官，操作過程包括切碎、攪拌和壓模等步驟，能運用手部肌肉的鍛鍊以提升日常生活能力。

01 課程於健康促進之表現

• 語言表達 ★★★

利用玫瑰的花語或個案曾經收過玫瑰的生活經驗為話題，讓參與者分享彼此的故事，促進溝通表達機會。

• 手部肌力 ★★

操作過程包括切碎、攪拌和壓模等步驟，能運用手部肌肉的鍛鍊以提升日常生活能力。

• 定向感 ★★★★

明確說明活動可使用時間，讓個案能注意在時間內完成操作流程，並定時提醒時間，可助於個案時間運用與對時間利用的認知以維持及增進其定向感。

• 人際互動 ★★

透過共同製作玫瑰手工皂方式，創造分工合作與團體生活氛圍，可促進與人和平相處互動能力，並可從互動互助中獲得成就與滿足感。

• 注意力 ★★★★

在操作過程中涉及溫控、顏料比例及灌模，每個步驟都需要個案專注於帶領者指導，有助於注意力提升及負面情緒暫時轉移。

• 記憶力 ★★★

透過反覆執行操作步驟，個案得以從反覆做中強化短期記憶力。對降低記憶退化，提升生活能力有較佳的影響。

02 所需材料介紹

花材
· 玫瑰花瓣

工具
· 皂基
· 玫瑰香精
· 布丁杯
· 色素粉
· 電子秤
· 電磁爐
· 鐵鍋
· 內鍋
· 塑膠袋
· 攪拌棒

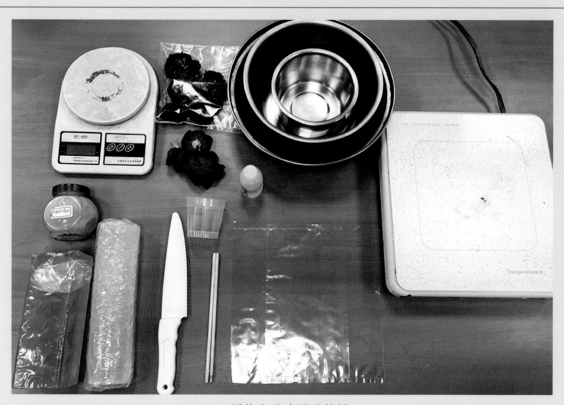

圖片來源:本團隊拍攝

※溫馨提醒

本次課程以玫瑰為主題花卉,製作香氛香皂。加熱時需以隔水加熱的方式
進行加熱,同時進行調色。

03 課程操作步驟

步驟一、

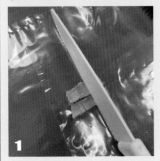

先將適量的皂基放在鋪好的透明塑膠袋上並以刀子切碎
※切的越薄越碎越容易融化。

步驟二、

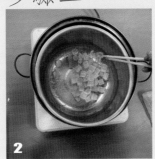

將切碎的皂基倒進鍋子中,隔水加熱至融化。
加熱過程可持續攪拌,幫助受熱均勻。

步驟三、

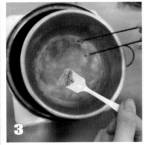
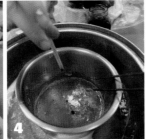
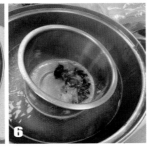

在皂基均勻受熱成皂液之後,進行調色

製作橘紅色:

加入1/3匙(布丁匙)礦泥粉,攪拌之後再加入一滴紅色色素。攪拌至顏色完全均勻。
※礦泥粉加越多皂體越混濁。

製作翠綠色:

加入7-8片乾燥玫瑰花瓣到皂液裡面,煮至花瓣裡的色素溶解出來,即可將花瓣殘渣撈起來。
※烹煮時長越長顏色越深。

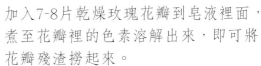

圖片來源:皆由本團隊拍攝

步驟四、

將調好顏色的皂液從熱水鍋中取出,持續攪拌並加入2-3滴的香精,攪拌均勻。
※關火後再加入香精,若持續加熱香味會揮發。

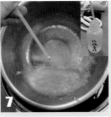

Last Step

將調色、調香好的皂液倒進準備好的容器中,冷卻後脫模即完成。

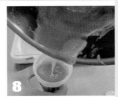

Finish!

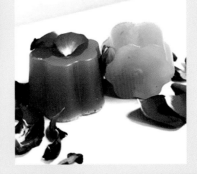

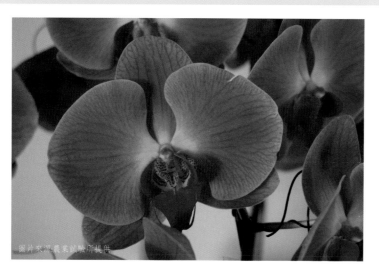

圖片來源:農業試驗所提供

Phalaenopsis spp.

驚蟄 3/5-3/7

蝴蝶蘭

▪ 花卉栽培重點：

溫濕度管理-

出瓶苗階段溫度不宜低於20℃，濕度則
不宜低於80%，一般苗株適溫為25-30℃，
濕度為60-85%。

肥培管理-

苗株以氮肥較高的比例或是平均肥以1000倍
至3000倍施用，開花前改使用高磷鉀的
肥料施用以利開花。

光度管理-

出瓶苗建議栽培光度低於10000lux，一
般苗則可提高至15000lux。

水分管理-

澆水頻度依栽培介質種類而定，澆水時
建議殘留於葉面及頂芽的水份，盡快移除。水份勿噴灑至花朵上，避免病害發生。

▪ 性狀介紹：

蝴蝶蘭屬名，是由古希臘文的phalaina（蛾）
與opsis（形象）組合命名，形容其花型有
如蝴蝶或蛾一樣，花朵開放時，花莖自然
下垂，風輕拂過就像一群蝴蝶飛舞。

常見花色

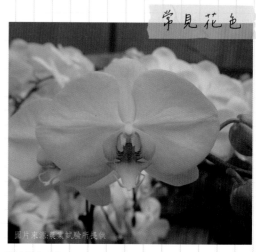

圖片來源:農業試驗所提供

蘭花水苔球

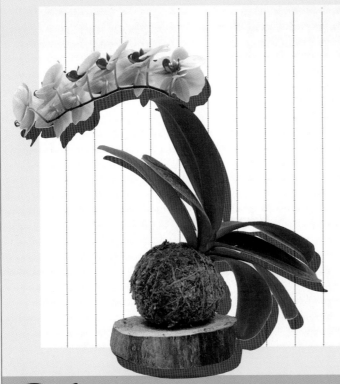

蝴蝶蘭,為具觀賞價值的蘭科植物。

課程透過製作蘭花水苔球,來協助訓練個案的手眼協調能力及強化手部功能,同時增強記憶能力、穩定情緒。

01 課程於健康促進之表現

• 語言表達 ★★★★

利用花材外觀與苔球型態,引領個案運用口語表述,來形容觀察所見或分享種植經驗,藉此來協助個案增進語言表達能力。

• 人際互動 ★★★★

蘭花觀賞價值高常見於居家種植,容易帶領個案之間的互動與交流,帶來共同討論及分享的機會,提升社交活動的參與感。

• 手部肌力 ★★★★★

從根系梳理至捏合水苔成形,需將苔球與蘭花緊握捆綁過程中,大量運用手部的力量,有助於手部與腕部靈活協調度與肌耐力訓練。

• 注意力 ★★★

操作過程中,個案被要求注意苔球的形狀及整體的穩定性,這有效增強其持久的專注能力及手眼協調性。

• 定向感 ★★

水苔球的排列與造型設計需依據盆栽的方向及空間感來進行,能幫助長者訓練其空間感及定向能力。

• 記憶力 ★★★

水苔球製作的纏繞步驟重複,透過反覆的動作,可強化記憶能力進而延緩記憶力的衰退。

02 所需材料介紹

花材
- 蝴蝶蘭

工具
- 花剪
- 水盆
- 塑膠袋
- 麻繩

裝飾
- 石頭
- 原木片

介質
- 水苔

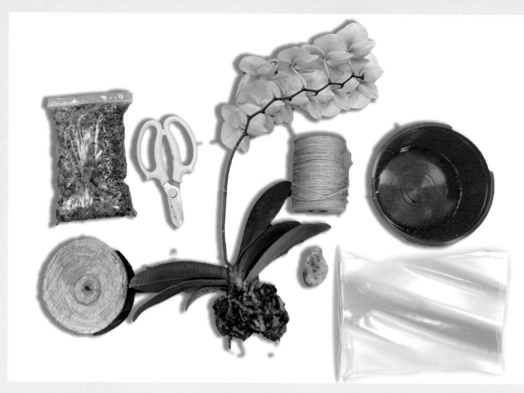

圖片來源:本團隊拍攝

※溫馨提醒

本次課程以蘭花作為主題花卉,以水苔球及樟木塊相互搭配,設計出禪意的氛圍。需特別注意於包水苔球的過程,將重物包入球中,使其重心穩固、可站立於木頭片上。

03 課程操作步驟

步驟一、

攤開塑膠袋，鋪在桌上，放置適量水苔於塑膠袋中央後，放上增加重量的小石頭。
※水苔可以沾水濕潤一點，較容易塑型。

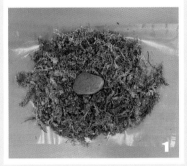

步驟二、

蘭花退盆，整理根系並調整觀賞面，放置水苔上方。
※須注意調配植栽的重心，植株可以傾斜一側，讓整體花序懸吊於水苔正上方。

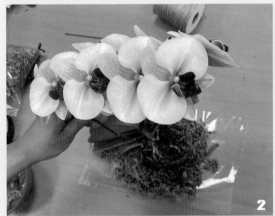
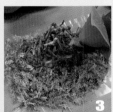
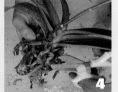

步驟三、

提起底部的塑膠袋，用雙手包覆塑形成一顆球體，反覆按壓，直到塑膠袋拿開時，水苔不會鬆落。
※可以將少許水苔預先補在蘭花根系內部，會比較好定型。

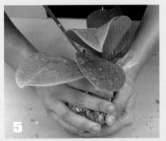
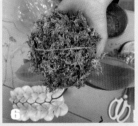

步驟四、

麻繩的線頭放置於水苔底部，將線頭塞進水苔球底部後開始纏繞水苔球，轉動苔球或轉動麻繩，直到水苔球不鬆脫。

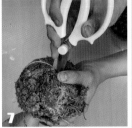

Last Step ——

將麻繩尾端塞進水苔球內，並用手或剪刀拍打，做最後定型。

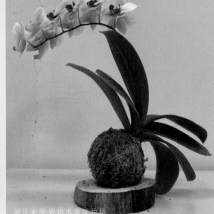

Finish!

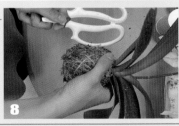

圖片來源:皆由本團隊拍攝

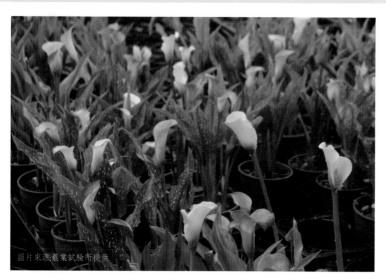

圖片來源:農業試驗所提供

Zantedeschia aethiopica

春分 3/20-3/22

▪ 花卉栽培重點:

白色海芋之生長適溫為13-18℃,當根莖成熟且環境適宜時,主莖可生育6-8個花芽。當夏季溫度過高時,可利用遮光及低溫水灌溉改善環境。養分過多時,營養生長旺盛以致不開花,則減少施肥或除葉因應。

▪ 採後處理方法:

白花海芋採收成熟度判斷為苞葉不再生長且苞葉尚未開放進行採收。採收時機以早晨或傍晚較佳,採收後隨即插水避免失水,運至包裝場後重切,以保鮮劑進行預措3-4小時,再移入冷藏庫(5-6℃)冷藏。

▪ 性狀介紹:

海芋其觀賞部位為苞葉,在苞葉的中央是由無數小花所組合成的肉穗花序。依品種之不同,苞葉具有白色系、黃色系、橘色系、紅色系、紫色系等顏色。其花梗綠而長,葉片叢生於植株基部,葉形具有卵圓形、矛形及戟形等。

海芋栽培場

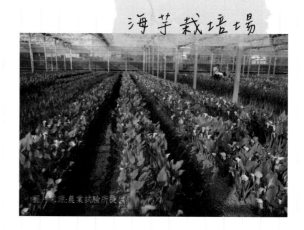

圖片來源:農業試驗所提供

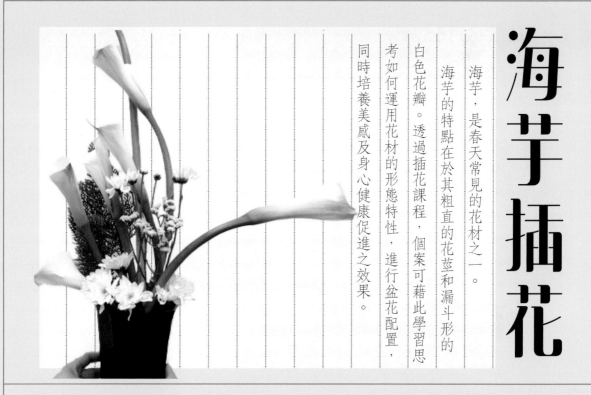

海芋，是春天常見的花材之一。

海芋的特點在於其粗直的花莖和漏斗形的白色花瓣。透過插花課程，個案可藉此學習思考如何運用花材的形態特性，進行盆花配置，同時培養美感及身心健康促進之效果。

海芋插花

01 課程於健康促進之表現

• 語言表達 ★★★

學習插花過程中，引導個案描述花材的形狀、顏色及分享過往生活中接觸經驗，提升其語言表達能力。

• 人際互動 ★★★★

在課堂上，提供互相分享插花作品和創作想法的機會，能促進社交互動，增進合作能力，提升情感連結。

• 手部肌力 ★★★★

插花及修剪和擺放花材的動作，需頻繁運用手部精細動作，有助於增強手部肌肉及手腕力量，提升手部靈活性和肌耐力。

• 注意力 ★★★★★

插花過程強調觀察花材與配置美感，在進行花材擺放時必須專注並仔細思考，因此能強化個案集中注意能力。

• 定向感 ★★★

海芋常運用於節慶花束，引導個案運用於日常生活中來培養定向感。

• 記憶力 ★★★

海芋插花課程有助於長者記憶力提升。透過花材，回憶往昔與海芋相關的經歷或故事，分享其經驗，激發記憶力的運用。

02 所需材料介紹

花材
・海芋
・菊花
・些許配花

植栽
・側柏

工具
・八角盆器
・插花綠海綿
・花藝剪刀
・透明水袋

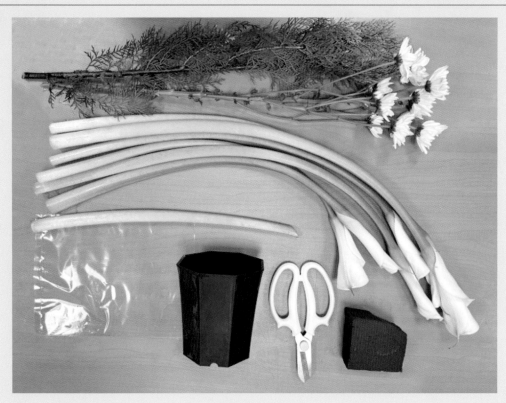

圖片來源:本團隊拍攝

※溫馨提醒

海芋的花莖較長,因此容易彎折,為保護海芋的花莖形態,於購買回來
保存時,以報紙、包裝紙等捆捲平躺存放,避免花材受重不均下垂彎曲。

03 課程操作步驟

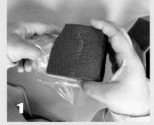

步驟一、

依循八角盆的直徑，將浸濕的綠海綿裁切成適當大小(比盆栽稍大一些即可)，放入透明水袋中。

※水袋可防止水分從盆器底部流失。

步驟二、

將裝入塑膠袋的綠海綿垂直放入花八角盆中。多餘的海綿可用美工刀切除。

※水袋建議內摺，隱藏於盆器中，較為美觀。

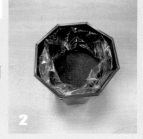

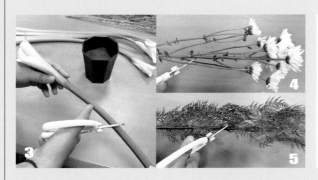

步驟三、

三種切花花材葉片摘除，修剪至適合的長度。修剪前可以先思考各種花卉的高低配置，進行初步的處理。

※次要花卉的長度應配合主要花卉

Last Step

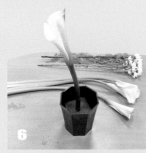

步驟四、

將剪好的花材構圖完成，依序插至綠海綿上。主花-海芋、側柏柏、配花-菊花。

※整體盆花可以配合海芋花莖彎曲的弧度，去配置出適合的流線型造型，修剪下來的花莖也可運用搭配。

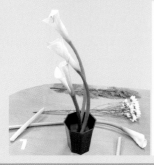

Finish!

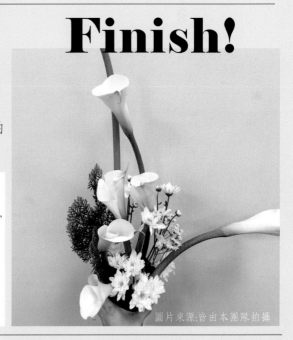

圖片來源:皆由本團隊拍攝

033

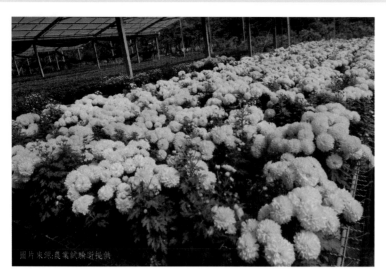
圖片來源:農業試驗所提供

Dendranthema ×grandiflorum

清明4/4~4/6

菊花

• 花卉栽培重點：

光週處理-

菊花為短日植物，其一般短日型菊花，臨界日長大約在13至14小時之間，故需在日長低於限界日長方能花芽創始及花芽發育。

溫度管理-

當溫度高於25℃時，有開花延遲的現象發生，稱為熱延遲。

• 採後處理方法：

採收後切花枝先截切整齊，立刻插水(乾淨水中)中。集貨後，利用保鮮液預措並在3℃的冷藏庫預冷1至2天。預冷方法有二種：1.直接以冷藏庫(3℃)進行預冷，預冷3天以上。2.真空預冷(3℃)15分鐘後，再以冷藏庫(3℃)冷藏。

• 性狀介紹：

菊花主要的觀賞部位為頭狀花序，主要由管狀花及舌狀花組合而成，乒乓菊全部由管狀花構成，而市場上常見的大菊則是以舌狀花為主要觀賞部位的菊花種類。

花采特寫

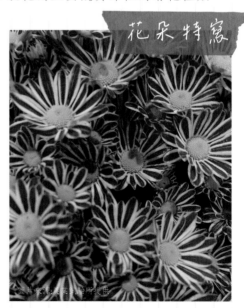
圖片來源:農業試驗所提供

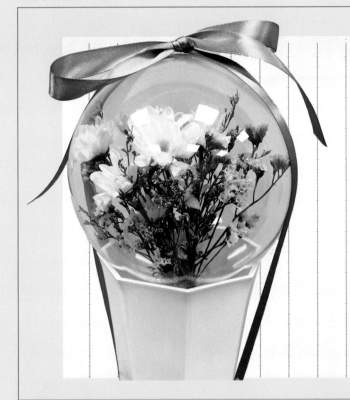

菊花啵啵球

傳統印象中,菊花常見於節慶盛會,捨棄一向的刻板印象,利用啵啵球重新塑造花卉藝術,跨越傳統發揮創意及巧思呈現不同樣貌。

個案透過創造思考製作出獨特的啵啵球花藝術作品自信滿滿成就感十足,有助於整體幸福感提升。

01 課程於健康促進之表現

• 語言表達 ★★★☆

菊花是常見的花卉之一,課程前引導個案思考日常常見菊花的場合或故事。

• 手部肌力 ★★★

課程操作中的插剪與拉扯固定等動作運用手部肌群,能增強手部穩定性及抓握力量,提高或維持個案生活自理功能。

• 定向感 ★★

菊花為常見花卉,個案易與過往生活經驗結合,可運用於定向感訓練效果佳。

• 人際互動 ★★★★

透過花卉日常運用討論及經驗分享過程,促進個案間的互動交流。

• 注意力 ★★★★

個案為確保過程能順利操作,需要專注於操作講解流程及作品組成過程,可有效轉移焦慮穩定情緒,培養個案耐心及提升專注時間。

• 記憶力 ★★★★

在個案相互討論交流中,有助於喚醒彼此過往記憶。回憶往事具促進大腦活化強化記憶力效果。

02 所需材料介紹

花材
・菊花
・水晶花
・卡斯比亞

工具
・八角盆器
・透明膠帶
・花藝膠帶
・啵啵球
・緞帶
・空寶特瓶

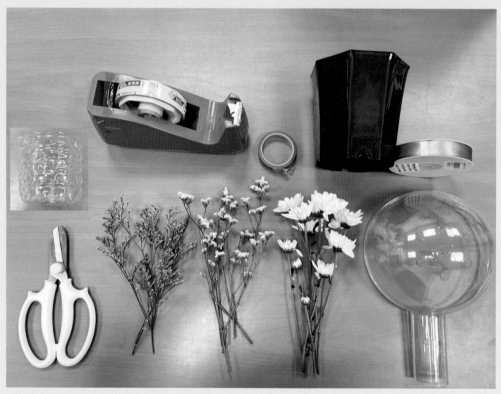

圖片來源:本團隊拍攝

※溫馨提醒

此課程適合可使用乾燥花或鮮切花,盆器中放入可裝水的小容器或是水袋可以延長鮮花的觀賞期。

03 課程操作步驟

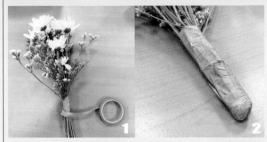

步驟一、

提供多種花材給長輩選擇，以菊花為主花進行構圖，再使用花藝膠帶邊拉邊將花莖的位置綑起來。

※花藝膠帶需靠拉力才能產生黏性。

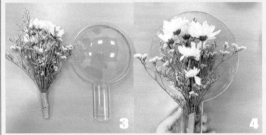

步驟二、

將製作完成的花束放置進啵啵球並調整高度至齊平後，修剪掉多餘的花莖。

※花束長度以不要超過啵啵球總長為主。

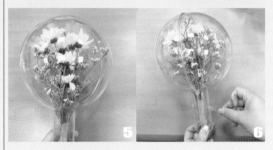

步驟三、

將另外一半的啵啵球圍上，並將握柄處以透明膠帶固定。

※使用透明膠帶固定，在未來可再拆開重複運用，也較不明顯，較為美觀。

Last Step

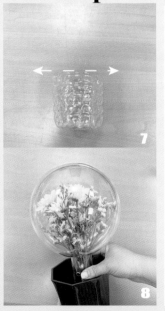

步驟四、

將寶特瓶的上半部裁切後，底部裝八分滿的水，放置在八角盆底部。再將製作完成的菊花啵啵球放入盆器中。最後，於盆器底部至波波球頂部再打一個蝴蝶結，即大功告成。

圖片來源:皆由本團隊拍攝

Finish!

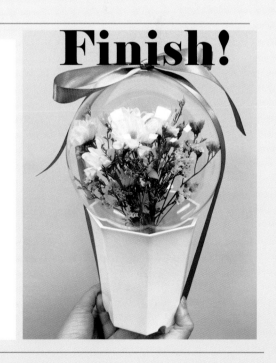

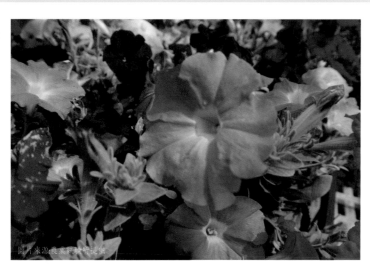

圖片來源農業試驗所提供

Petunia ×hybrida

穀雨 4/19～4/21

▪ 花卉栽培重點：

全日照環境，喜好通風性良好之場域，喜好排水性良好之介質。開花時，定期將凋謝之花朵去除，避免沾黏在葉片上，以減少病菌感染。

▪ 性狀介紹：

矮牽牛為茄科碧冬茄屬，但其花瓣為與牽牛花類似的喇叭形，因此得名矮牽牛。有白色、粉紅、紅色、黃色及深紫等，另外有混合色。花瓣還有單瓣、重瓣，少數品種具有香味。

戶外常見草花

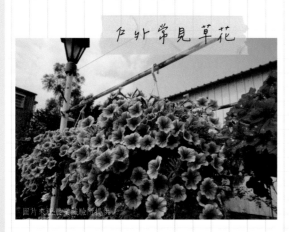

圖片來源農業試驗所提供

花朵特寫

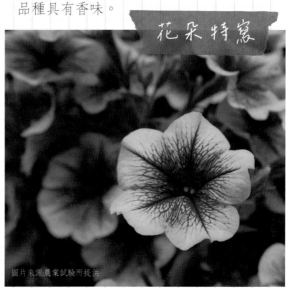

圖片來源農業試驗所提供

矮牽牛拼貼

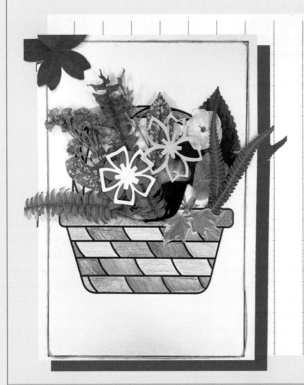

矮牽牛，花色鮮艷多變，葉形獨特，常見於盆栽或牆面裝飾，為個案熟悉之花卉種類。

藉與花熟悉與親近感引導個案進入課程。

透過平面及立體之拼貼剪裁與組合課程設計，可以激發個案之創意思考和手眼協調能力，並強化立體空間概念等健康促進效果。

01 課程於健康促進之表現

- ### 語言表達 ★★★★

引導個案描述花卉之色彩、外觀形狀、花朵數量等，藉由觀察發表來增進語言表達與維持或增進認知和想像力延伸。

- ### 人際互動 ★★★★

透過選物組合活動模式，提供個案間能有討論及互動機會，增進彼此間的互動交流，創造相互協助契機，進而維持或提升其主動社交能力。

- ### 手部肌力 ★★★★

運用花材特性，設計剪裁、黏貼、施力固定及塗色等之活動過程，增加個案運用手指及手腕肌肉力量，強化手部精細動作來維持或增進手部功能。

- ### 注意力 ★★★★

個案在完成拼貼過程中，需要專注於花材的組合與排列。持續的操作能幫助個案轉移焦慮集中注意力。

- ### 定向感 ★★★

拼貼作品花籃連結其他具象物品，建立時序概念，從而提升由物品聯想連結時間產生正確人時地物時之能力。

- ### 記憶力 ★★★★

善用引導方式激發記憶與聯想，個案能將回憶與此花卉相關之生活連結運用在其拼貼創意中。

02 所需材料介紹

花材
- 矮牽牛
- 星辰花
- 乾燥壓花
- 腎蕨
- 星點木

工具
- 色鉛筆
- 剪刀
- 筆
- 保麗龍膠

裝飾
- 麻繩
- 雲彩紙
- 花籃圖畫紙

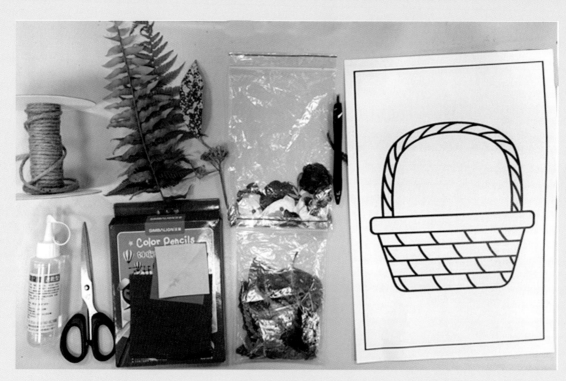

圖片來源:本團隊拍攝

※溫馨提醒

壓花材料的選擇,盡量以單瓣的花為主(多瓣的花苞含水量多,不易製作壓花,且色澤容易跑掉)。

前置作業-壓花製作

將矮牽牛花從植栽取下，留下花托及花瓣，並以吸水紙巾及具有重量之書籍疊壓，時間約五至七天左右，待水分散失即完成。

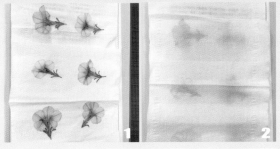

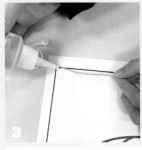

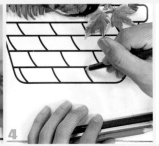

步驟一、

取出麻繩並以保麗龍膠沿著邊框進行黏著，接著使用色鉛筆將花籃依自己喜歡的顏色填入花籃網格中。

※訓練手部控制力。

步驟二、

拿出先前進行乾燥壓花的花材及葉材(矮牽牛、腎蕨、星點木、常春藤等)，進行花籃平面組合設計。

※訓練長輩對於花材使用的建構能力。

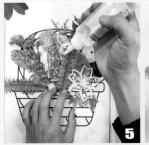

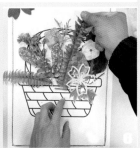

Last Step

摺紙花：
依循步驟摺出單一花瓣之造型，將其剪下，最後以保麗龍膠黏著至圖案中作為裝飾。

※此步驟為提升長輩的認知能力並進行手眼協調訓練。

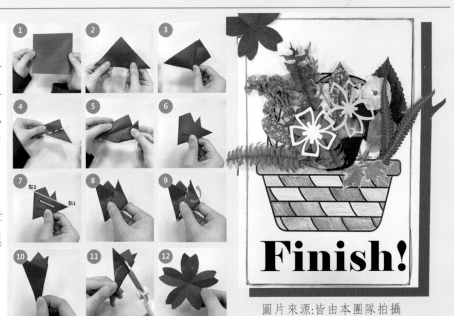

Finish!

圖片來源:皆由本團隊拍攝

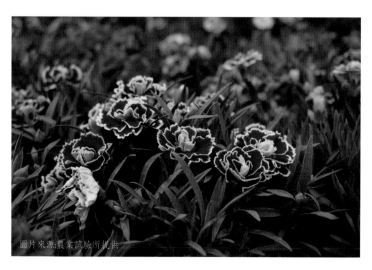

圖片來源:農業試驗所提供

Dianthus caryophyllus

立夏 5/5-5/7

▪ 花卉栽培重點：

康乃馨為相對長日植物，在長日下促進開花，短日下則開花較晚，因此給予暗期中斷則能有效促進花芽分化。

栽培介質-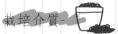

康乃馨喜好排水性良好的介質，避免根系淹水受損不利養分吸收。

▪ 採後處理方法：

康乃馨採收標準為花朵開放為1分開時進行採收，以保鮮劑預措3-24小時且快速預冷至0℃，以移除田間熱及表面微生物，最後存放於0℃冷藏庫中。

▪ 性狀介紹：

康乃馨其葉片呈對生生長，葉片為帶有粉質的綠色，且莖上具有明顯的節，花苞數量依據使用型態可分為多花型及標準型(單花)花瓣大多為重瓣，花瓣邊緣具有鋸齒狀缺刻，具有香味，又稱為香石竹。

花朵特寫

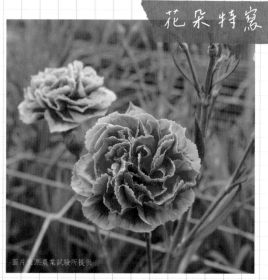

圖片來源:農業試驗所提供

康乃馨花盅

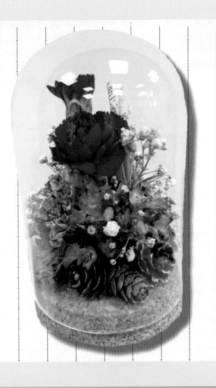

康乃馨，在台灣常用為母親節祝福花卉，其顏色及型態多樣深受喜愛。課程透過「康乃馨花盅」呼應節慶外，亦在創作中喚起與家人間共同回憶，深化與家人情感連結。

01 課程於健康促進之表現

語言表達 ★★★★⯪

引導個案表達母親節祝福話語，增強個案之語言表達能力外，透過口語表達給予彼此滿滿的祝福。

人際互動 ★★★★⯪

母親節為每個家庭共同的回憶，透過分享彼此過節經驗，交流氣氛熱烈互動十足。

手部肌力 ★★★★

擺放花卉時需要位置精確，大量運用到手部小肌力與精細動作，對於個案手部精細動作及穩定度具有維持或提升效果。

注意力 ★★★

製作小巧精緻的花盅過程中，個案需要專注於每個細節，因此能有效提升個案的專注力與細心度，有效提升情緒穩定度。

定向感 ★★★

康乃馨為市面常見花卉，尤其過往生活經驗能夠藉此連結，容易聯想母親節時序，維持其認知能力與定向感。

記憶力 ★★★

康乃馨讓生活充滿感恩與回憶，引導個案除了憶起與家人共度溫馨好時光以外，亦能回憶其他與康乃馨相關之人事物來強化其記憶功能。

02 所需材料介紹

花材
- 康乃馨
- 水晶花
- 星辰花
- 繡球花
- 卡斯比亞
- 滿天星

工具
- 玻璃盅罩組
- 插花綠海綿
- 花藝剪刀
- 美工刀
- 鑷子
- 保麗龍膠
- 細鐵絲

裝飾
- 乾燥毬果

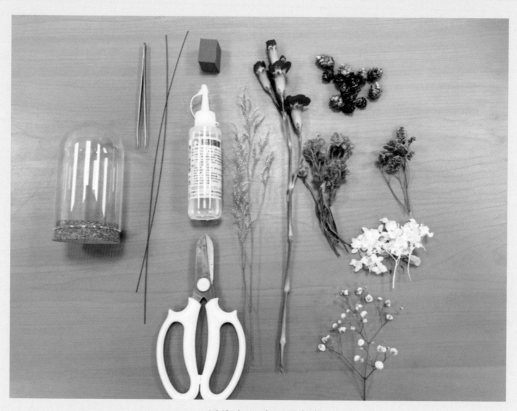

圖片來源:本團隊拍攝

※溫馨提醒

花材準備時,可選用同一種色調的花卉進行配置,搭配不同花形、花色做層次變化,整體視覺感會比較和諧。

03 課程操作步驟

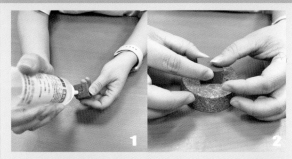

步驟一、

先將綠海綿切割成長寬約2公分的方形大小，並以保麗龍膠固定於軟木塞。

※注意
海棉切割大小需視花束及花盅尺寸決定。

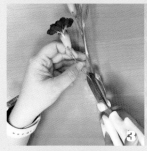
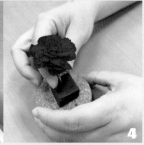

步驟二、

確認玻璃盅罩高度，並以盅罩高度之一半作為主花康乃馨擺放高度之依據。修剪後插入海綿。

※注意
主花高度不宜太高。

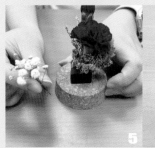
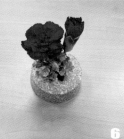

步驟三、

次要花朵（乾燥水晶花、滿天星）整枝修剪並依循構圖想法插入海綿中。

※注意
配花寬幅以不超過軟木塞直徑為原則。

步驟四、

繡球枝條柔軟，可纏繞花藝鐵絲後，再插入海綿中，點綴輕盈的感覺。

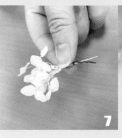
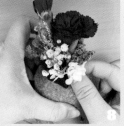

Finish!

Last Step

步驟五、

底部擺置美國小松果，遮擋底部露出的海棉，即完成作品。

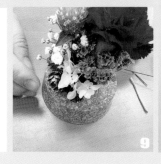
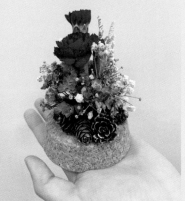

圖片來源:皆由本團隊拍攝

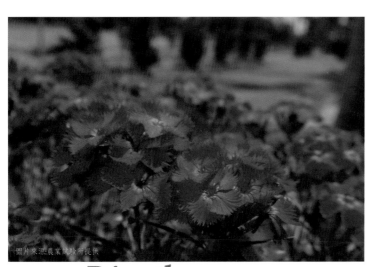
圖片來源:農業試驗所提供

Dianthus spp.

小滿 5/20 - 5/22

▪ 花卉栽培重點:

喜好全日照環境,忌夏季溼熱環境。
栽培介質-
喜好排水性良好的介質種類,避免淹
水介質。開花後可剪除開過花的枝條,
避免消耗養分。肥培管理以平均肥施
用,每周一次。

不同花色石竹

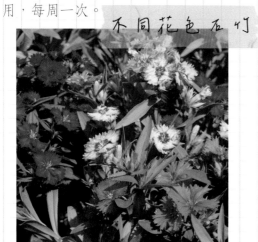
圖片來源:農業試驗所提供

▪ 性狀介紹:

石竹種類繁多,如五彩石竹、美國石竹、
雜交石竹等。主要特性為葉片對生,莖上
有節,狀似竹節,因此得名石竹。花瓣多
以5瓣為主,亦有重瓣品種,花瓣邊緣有
鋸齒狀。

花朵特寫

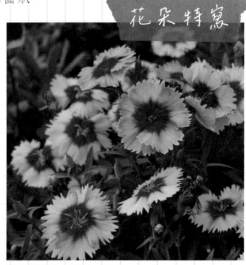
圖片來源:農業試驗所提供

石竹拼貼相框

石竹，為石竹科花卉，憑藉其纖細花瓣和多樣的色彩，成功吸引個案目光。

透過相框拼貼製作設計，讓個案盡情發揮個人創意與巧思，搭配書寫心意小卡傳達情意，將單一樣態花卉植物巧妙化變為傳遞情感橋梁，亦藉此加深與親友的情感交流，讓每一個相框都能成為獨具心意的感動。

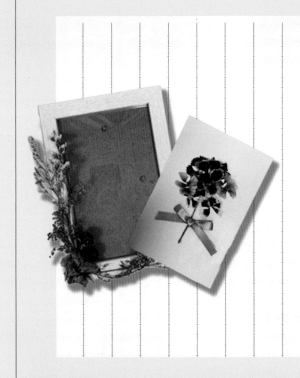

01 課程於健康促進之表現

• 語言表達 ★★★★

製作過程中，引導個案描述花卉樣態、顏色及個人選擇配搭品項種類，鼓勵自信地表達創作想法與靈感來源。

• 手部肌力 ★★★

個案需要使用剪刀、鑷子..等工具及黏貼手法完成製作。過程中，頻繁使用手部小肌群執行精細動作，對於訓練手部穩定度及關節肌肉控制能力能有效提升。

• 定向感 ★★★

傳情小卡傳遞對象及內容，有助於個案鏈結人、事、物..等，協助其提升對周遭生活感知敏銳度。

• 人際互動 ★★★★

此課程著重於創意展示與分享，在製作過程中與他人進行交流，分享設計理念與創作心得，有助於增進人際的關係與互動。

• 注意力 ★★★★

活動過程能使個案關注於材料的選擇與搭配及細節的處理，這樣的專注練習，有助於個案注意能力提升。

• 記憶力 ★★★

自材料選用與工具運用及拼貼過程，每個步驟皆需經了解及記憶，有助於訓練個案短期記憶力，能運用於日常生活中，以維持或提升生活自理能力。

02 所需材料介紹

花材
· 石竹

工具
· 相片膠
· 鑷子
· 剪刀
· 保麗龍膠

裝飾
· 緞帶
· 細麻繩
· 乾燥花材

工藝材料
· 相框
· 卡片

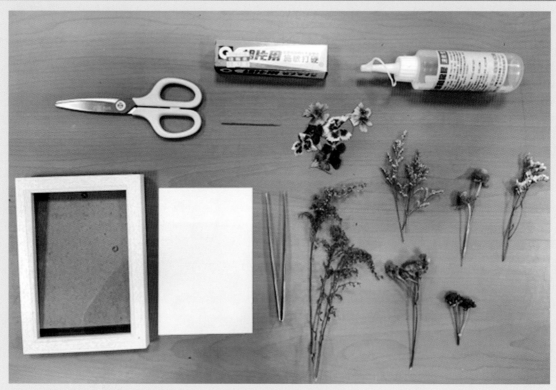

圖片來源:本團隊拍攝

※溫馨提醒

本次課程以石竹為主題花卉，使用壓花的形式裝飾卡片及相框，壓花需在課程前一周進行壓製，需使用重物壓(居家可使用書籍)，可以衛生紙或紙張隔層，放置約4-5天即可使用。

03 課程操作步驟

卡片部分

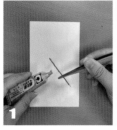
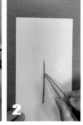
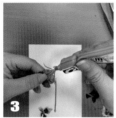
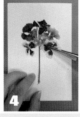

步驟一

沾黏花藝鐵絲製作石竹花莖部分，並以鑷子按壓停留。※相片膠需適量取用，避免溢膠。

步驟二

使用手指或鑷子取出花朵，沾黏後輕壓花朵至固定。

步驟三

帶個案綁緞帶，並以鑷子取緞帶沾黏相片膠並按壓至固定，空白處可寫字或畫圖。

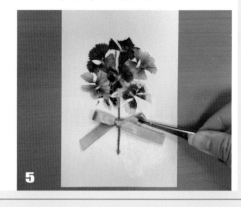

相框部分

步驟一
取出麒麟草，以相片膠沾黏於相框底部，製作線性及畫面延伸感。

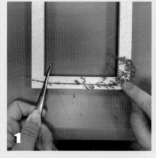
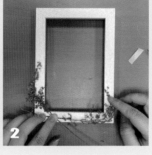

步驟二

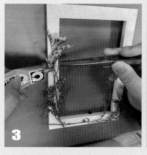
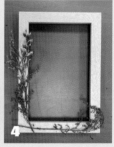

以水晶花、卡斯比亞做點綴，需以鑷子按壓至相片膠乾固。

Last Step ——————

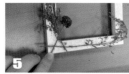
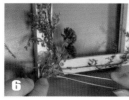

使用艷麗的千日紅與星辰花做主視覺，集中一點位放置，所有花材需以鑷子按壓至相片膠乾固。花材不將相框畫面填滿，適當留白為佳。

Finish!

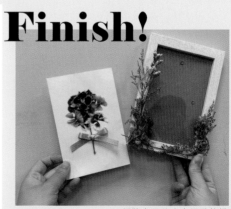

圖片來源:皆由本團隊拍攝

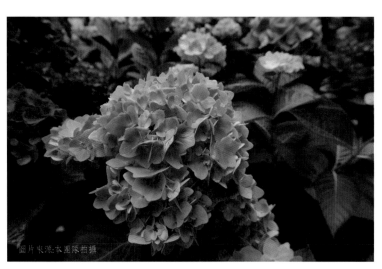

圖片來源:本團隊拍攝

Hydrangea macrophylla

花種615-617

▪ 花卉栽培重點：

栽培介質-

繡球花喜好排水性良好之介質，但介質pH值影響其花色表現，酸性介質，鋁離子有效性較高，使花色表現為藍色。鹼性介質，鋁離子有效性較低，使花色表現為粉紅色。若介質pH值管理不佳則易使花球混色影響觀賞品質。

修剪-

繡球花利用修剪可以控制株型及高度且促進新芽萌發，修剪的時機為開花過後至9月以前，因9月後繡球花花芽開始分化，所以若太晚進行修剪極有可能將花芽剪除，以至來年無花。

▪ 性狀介紹：

屬於落葉型灌木花卉，其花序可分為扁平、半球形、球形及圓錐形。開花時，有白色、藍色或粉紅色等，然而其主要觀賞部位為不具有生育能力的裝飾花。繡球花因其花序大且排列狀似繡球而得名。

花朵特寫

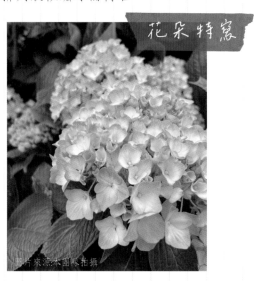

圖片來源:本團隊拍攝

繡球花圈

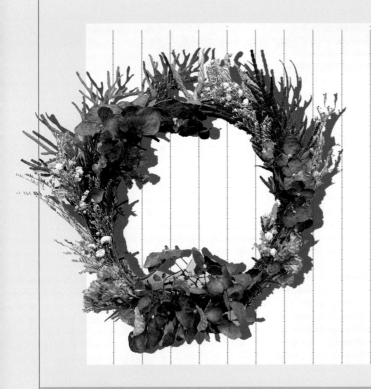

繡球花為夏季常見花卉之一，使用乾燥技術能夠長時間保留繡球花的色彩及姿態。

課程過程有織綁、纏繞、黏貼、固定等動作設計，藉此訓練手部肌肉群、選材、配置等，獨一無二的作品，提供個案創意思考空間，促進認知與活化大腦。

01 課程於健康促進之表現

• 語言表達 ★★⯪

繽紛絢麗的花圈作品，吸引長輩的目光，引起興趣開啟話題，藉此引導個案發表對於花圈利用想像空間，增進構思與口述表達能力。

• 人際互動 ★★★★

團隊操作讓個案彼此分工合作及服務，可創造多元互動機會提升社交能力，如材料分發、工具共用等。

• 手部肌力 ★★★★

織綁及纏繞固定花束的過程需要精細的手部動作，並透過花束固定的連續動作來幫助手腕及手部控制力及穩定度的強化訓練。

• 注意力 ★★★

課程的複雜程度能夠訓練學員的專注力，尤其在難度提高時，學員需要更多的專注力以掌控整個製作過程。

• 定向感 ★★★⯪

繡球花的季節特徵與花圈的設計能夠幫助個案建立生活環境與季節的連結，如夏季和陰雨氣候等，幫助增進定向感。

• 記憶力 ★★★★

安排充足的時間與空間進行創作，操作過程重複解說加深對於課程的記憶，強化記憶能力。

02 所需材料介紹

花材
- 繡球花
- 星辰花
- 滿天星
- 肖楠葉
- 卡斯比亞

工具
- 藤圈
- 花藝剪刀
- 鐵絲
- 保麗龍膠

裝飾
- 麻繩

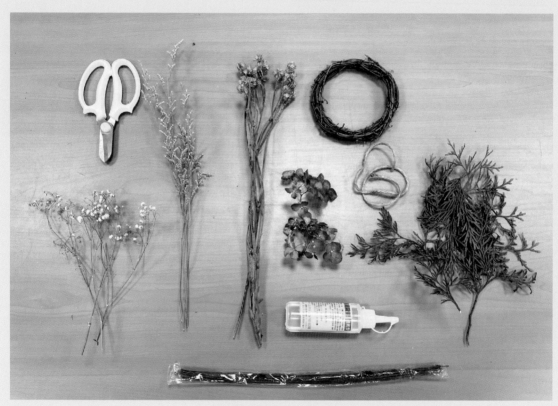

圖片來源:本團隊拍攝

※溫馨提醒

肖楠葉子較柔軟,塑形時多依靠花藝鐵絲,花藝鐵絲的作用除了固著外,亦可用來塑形,枝條較柔軟的花材皆可嘗試使用。

03 課程操作步驟

前置作業-乾燥繡球花製作

將乾燥劑(如左圖)置入透明罐中約5分滿,將繡球花剪下置入容器中,鋪上一層乾燥劑(約2-3公分)。以此類推,一層花一層乾燥劑依序置入直到容器填滿,密封3-5天乾燥完成可取出。

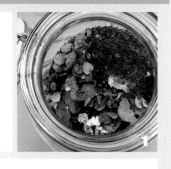

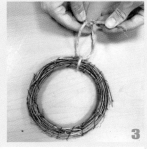

步驟一、

取出麻繩及藤圈,確認觀賞方向並將麻繩繫上藤圈,以單結的形式打結,使形成可吊掛之繩圈。

步驟二、

將肖楠葉及卡斯比亞,修剪成適當的長度,用鐵絲交錯細綁於花圈上,作為花圈背景,可適量加入滿天星,點綴花圈增加整體花材變化性。

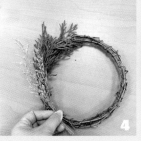

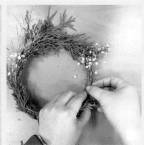

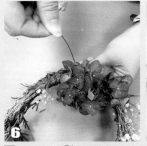

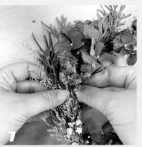

步驟三、

調整事先乾燥完成的繡球花觀賞面,以花藝鐵絲纏繞固定於藤圈上,最後加入星辰花(粉色)作為點綴。

Last Step

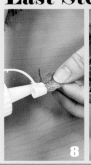

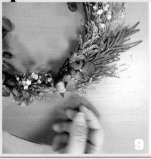

部分零散的繡球花花瓣可以保麗龍膠沾黏於花圈上,完成本次繡球花花圈設計。

圖片來源:皆由本團隊拍攝

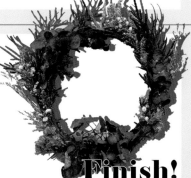

Finish!

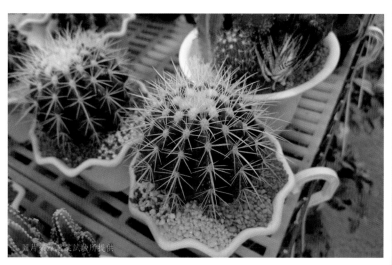

圖片來源:農業試驗所提供

Cactaceae

仙人掌

夏至6/20-6/22

▪ 花卉栽培重點：

仙人掌科植物眾多，其栽培特性大多相同，需要全日照的環境。如果光線不足容易發生徒長的狀況。故種植時，須保持通風降低病蟲害的發生。

▪ 性狀介紹：

為多肉植物類的其中一個成員，同樣為了惡劣環境演化成足以生存的構造及外表。其獨特的性狀，如葉片為了減少水分的散失特化成刺，莖則特化成肥大儲水的器官。

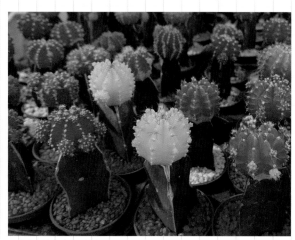

圖片來源:農業試驗所提供

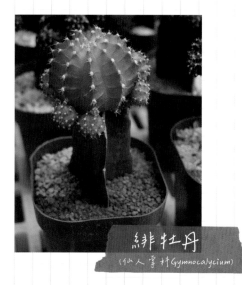

緋牡丹
(仙人掌科*Gymnocalycium*)

仙人掌組盆

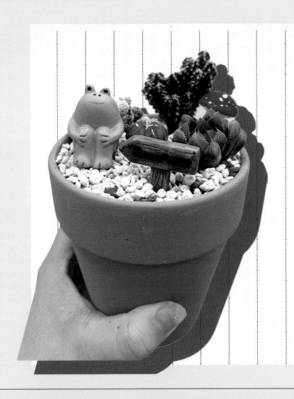

仙人掌適合炎熱的台灣種植。

本堂課程的核心理念著重認識及種植不同質感的仙人掌植栽，過程中運用有別於一般種植使用的培養土。皆可刺激觸覺感官，鼓勵創作過程中增加故事性並與他人分享。

01 課程於健康促進之表現

• 語言表達 ★★★

小小仙人掌的造型小巧可愛，除了能夠引發討論及好奇外，連結個案種植經驗進行分享，及提出對於植栽的疑問，提供口語表述機會，增進語言表達能力。

• 手部肌力 ★★★★

翻挖土壤及換盆，個案需要大量且頻繁的手部肌群，能夠進行重複手部神經肌肉動作訓練，藉此增進手部抓握力及肌力訓練藉此增加手部運用靈活度。

• 定向感 ★★

給予個案此課程可操作時間，協助其注意時間掌握，能夠強化其生活中定向感知。

• 人際互動 ★★★★

有限的工具與園藝資材設計，需分工協調使用，訓練團體合作與守規之互動模式，維持社會人際互動能力。

• 注意力 ★★★

無論是花材材料選取或操作過程皆需專注及細心，以避免花材損傷及手部受傷，課程有益個案強化專注力。

• 記憶力 ★★★

組盆過程中創造的場景有助於個案回憶起與過去經驗及相關人事物的連結，有助於提升記憶功能。

02 所需材料介紹

花材
・仙人掌4盆

工具
・移植鏝
・剪刀
・不織布
・素燒盆
・多肉土

裝飾
・公仔裝飾物
・白色石頭
・彩色石頭

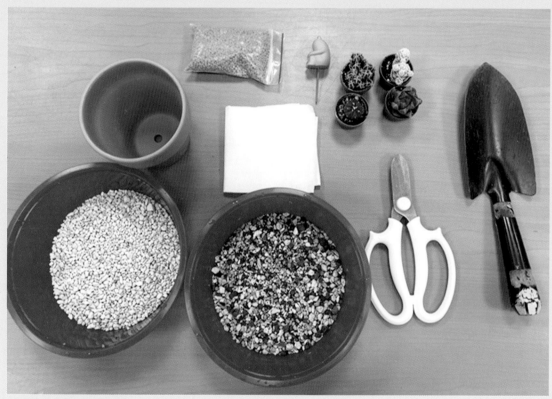

圖片來源:本團隊拍攝

※溫馨提醒

此課程以仙人掌作為主角,需提醒長輩澆水次數不需過多,也可通過植物形態的比較,來讓個案思考如何適當的給仙人掌澆水

03 課程操作步驟

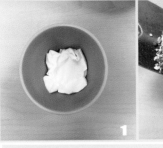 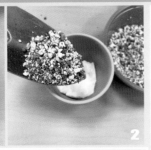

步驟一、

不織布置於素燒盆底部，並倒入多肉土於5分滿。

※多肉土顆粒較大，可確保介質之通氣性及排水性。

步驟二、

將仙人掌退盆，並擺放在盆器中進行構圖。

※小撇步：輕捏塑膠盆可輕易取出完整的土球。

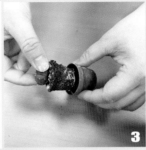 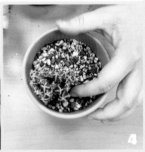

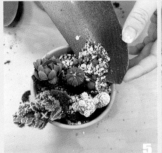 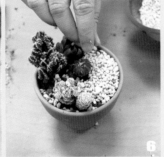

步驟三、

確認位置後為固定於盆栽中並回填多肉土，高度約8分滿，可放上白色或彩色石頭裝飾。

※依個人喜好搭配，也可以設計圖案。

Last Step

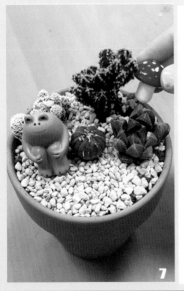

最後可以取出預先準備的裝飾材料(公仔、花藝裝飾等)，擺放至組合盆栽當中。擺放時可保留一些植栽之生長空間。

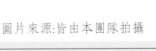

圖片來源:皆由本團隊拍攝

Finish!

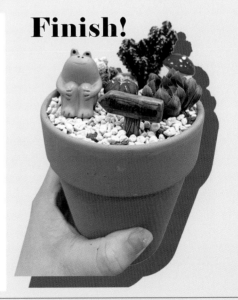

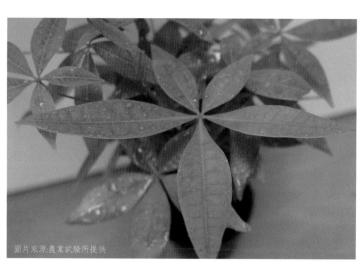

圖片來源:農業試驗所提供

Pachira aquatica

小暑 7/6-7/8

馬拉巴栗

▪ 花卉栽培重點:

馬拉巴栗以種子繁殖為主,其果實成熟開裂後種子一周內即無法發芽,採收後必須立刻播下。

栽培介質

使用排水良好之介質,避免積水、爛根。肥培管理部分較為粗放。

▪ 性狀介紹:

馬拉巴栗又稱發財樹,為常綠喬木,掌狀複葉,叢生於枝條頂端,小葉約有4-7枚,葉形為長橢圓形或披針形;花朵腋生,花萼筒狀,5個黃綠色線形花瓣。

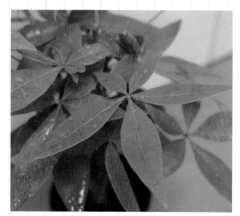

圖片來源:農業試驗所提供

成株馬拉巴栗

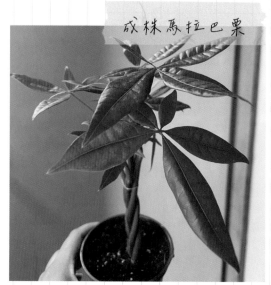

圖片來源:本團隊拍攝

058

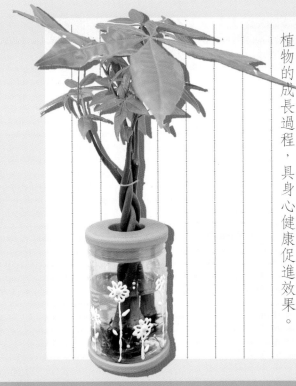

水耕馬拉巴栗

馬拉巴栗，易繁殖、耐陰，是常見適合居家種植的植栽，俗稱「發財樹」。

可結合植物的美觀性與操作的趣味性。

利用透明容器種植馬拉巴栗，課程設計包含根系清洗、移植換盆等操作，從而提升手部肌群控制力。透明圓形瓶身彩繪，激發個案色彩敏銳度及抓握能力訓練，並可直接觀察植物的成長過程，具身心健康促進效果。

01 課程於健康促進之表現

• 語言表達 ★★⯪

透過課程中的問答方式引導開口表達，幫助提升語言表達能力，並能激發個案的反應力與自信心。

• 手部肌力 ★★★★

在彩繪透明圓形瓶身容器的過程中，需要精準地掌握手部力量，協調手眼動作，這不僅有助於增強手部肌肉的靈活性，還能訓練細膩的操作能力。

• 定向感 ★★⯪

引導辨別植栽的表面和內部結構，透過觀察與實際操作提升空間感知力，並在植物擺放過程中增加對空間的理解和運用。後續植物的日常照顧維護工作，亦能於課後持續幫助個案建立定向感。

• 人際互動 ★★★★★

以三人一組方式共同討論完成彩繪任務，透過團體互動模式，增強個案的社交技能，及團隊合作概念，並能彼此分享完成的作品，進一步增進人際關係。

• 注意力 ★★★★

彩繪過程需要高度的專注，無論是顏色的選擇還是繪製的精細度，可協助個案培養專注與耐心。

• 記憶力 ★★★⯪

在操作過程中，需要記住操作步驟、工具使用方法以及色彩選擇與搭配，從而刺激大腦活化思考，幫助提高記憶力。

02 所需材料介紹

植栽
- 馬拉巴栗

工具
- 水盆
- 紙膠袋
- 顏料盤
- 棉花棒
- 壓克力顏料
- 印製彩繪圖案
- 織物立體顏料
- 水耕瓶

裝飾
- 裝飾石頭

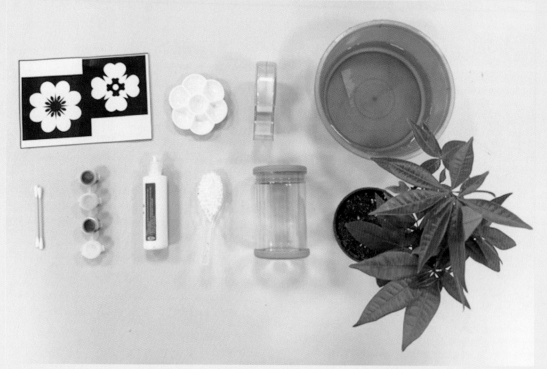

圖片來源:本團隊拍攝

※溫馨提醒

在上玻璃彩繪膠時，為保持線條粗細均勻，擠膠的力度要維持一致，玻璃彩繪膠完全凝固的時間需要3-5分鐘(範圍越大等待時間需越長)。

03 課程操作步驟

步驟一、

開啟水耕瓶之瓶蓋，於瓶內置入有簡易圖案的紙張。以紙膠帶黏貼，假固定以防止紙張位移。

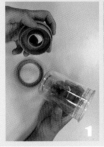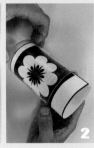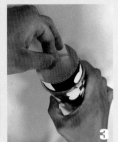

步驟二、

於調色盤中擠壓克力顏料，調配出自己喜歡的顏色，以棉花棒作彩繪筆進行彩繪

※上色力度需控制，避免過多筆觸痕跡。

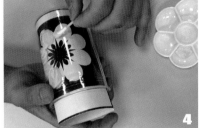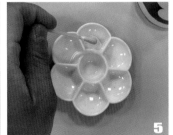

壓克力顏料塗完後，使用玻璃彩繪膠，描繪圖案邊緣，放置一旁直至乾固。

※上色時，力度需保持一致，動作輕柔為佳。

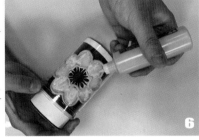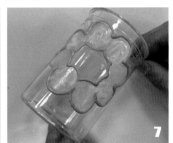

步驟三、

馬拉巴栗退盆，保留根系，將根系理清並清洗根細間的土壤。

※盡量保留完整根系。

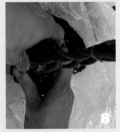

Last Step

蓋上瓶蓋，調整植栽觀賞面，倒入清水後，大功告成！

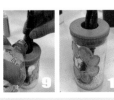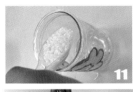

步驟四、

瓶中倒入石子穩固重心，將馬拉巴栗穿過瓶蓋洞口。

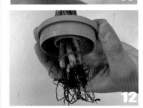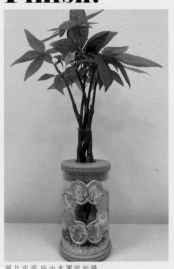

Finish!

圖片來源:皆由本團隊拍攝

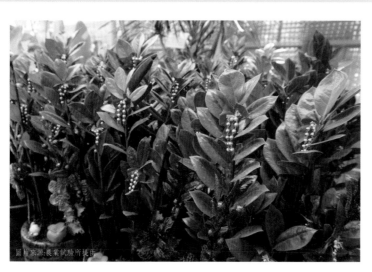

圖片來源:農業試驗所提供

Zamioculcas zamiifolia

大暑 7/22-7/24

▪ 花卉栽培重點:

對於光度無太大需求,全日照或半日照
皆可生長。光度過高時,葉片為黃綠色、
羽狀葉片直立且小葉距離較短;光度較
低時,葉片為深綠色,羽狀葉片較軟且
小葉距離較長。耐乾旱,根系怕積水。
肥培管理部分,每季施用緩效性肥料即可。

▪ 性狀介紹:

美鐵芋又稱金錢樹是一種耐陰的植物,
葉片為羽狀複葉,葉表面油綠且常綠,
地下部具有肥大的貯藏器官,因此耐
旱又耐陰。

葉片特寫

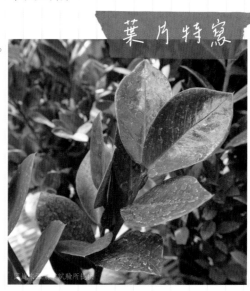

圖片來源:農業試驗所提供

根系特寫

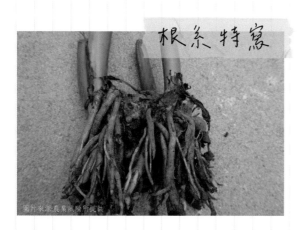

圖片來源:農業試驗所提供

美鐵芋繁殖

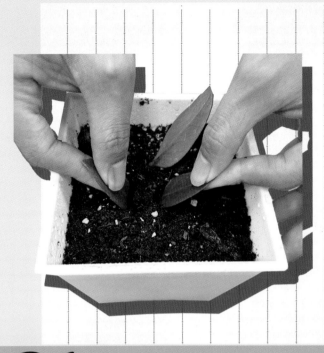

美鐵芋,俗稱金錢樹,這是一種需要長期維護的植物。

課程帶入植栽繁殖技術及植栽維護技巧

個案不僅可以在課程中操作,學習到的知識也可以在家操作,有助於認知能力提升及維持定向感。

01 課程於健康促進之表現

• 語言表達 ★★★

專業的園藝知識教學能夠引發好奇心,引發思考及口語提問及表達能力。

• 人際互動 ★★★★★

學術型課程及專業教學的操作模式讓長輩之間可以互相學習及交流。

• 手部肌力 ★★★★

美鐵芋枝條粗,在剪取插穗過程中會稍微有些阻力,可藉由活動操作增加長輩手部力量訓練。

• 注意力 ★★★★

講求精準操作,長輩普遍能維持專注度。
※剪刀使用時,注意安全。

• 定向感 ★★★★

植物的生理週期變化可以幫助長輩在養護的過程中掌握時間及空間環境。

• 記憶力 ★★★★

複誦植物生長原理和扦插步驟,有助於長輩記取養護管理步驟。

02 所需材料介紹

植栽
・美鐵芋

工具
・移植鏝
・培養土
・多肉土
・四角盆
・塑膠袋
・噴水壺
・剪刀
・不織布
・橡皮筋
・水桶

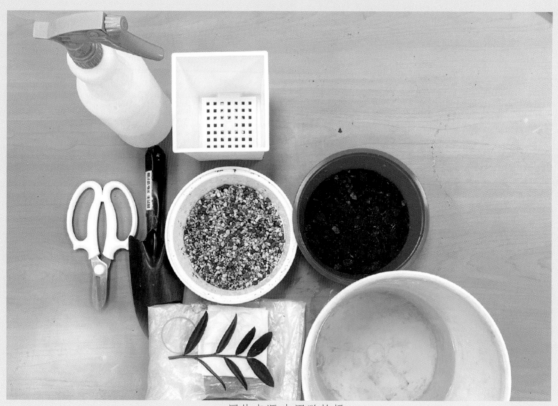

圖片來源:本團隊拍攝

※溫馨提醒

本次課程無性繁殖美鐵芋(金錢樹)，在照顧過程中需注意維持濕度，環境需保持通風，盆栽放置於陰涼處為佳，約15~30天左右可確認是否發根。待發根後即可移植於其他盆器中。

步驟一、

清洗美鐵芋(金錢樹)葉表面後，剪下適當長度之枝條(約保留4-5個芽點)，分別使用作為葉插及莖插插穗。

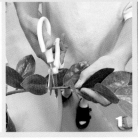
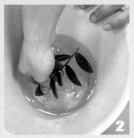

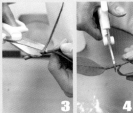
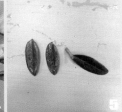

步驟二、

剪下葉子(葉插)及枝條(莖插)。葉片可保留葉柄的部分，枝條須保留一個芽點並且上下預留約一公分枝條，置於風乾處。

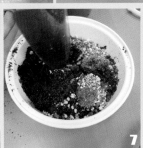
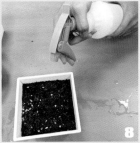

步驟三、

將不織布墊於四角盆底部，接著置入介質(培養土：多肉土=1：1)，攪和均勻，土根表面可噴灑水。

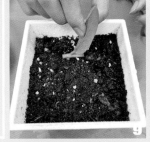
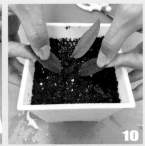

步驟四、

莖插法：以平放的方式插入土壤中。
葉插法：以斜角(約50度)方式插入土壤中。

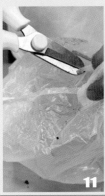

Last Step

圖片來源:皆由本團隊拍攝

將扦插完成的盆栽套上塑膠袋，塑膠袋上可穿出數個通氣孔，並孔中噴入適量水分(保濕)，最後以橡皮筋固定即完成。

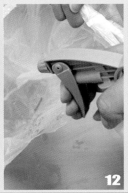
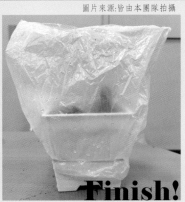

Finish!

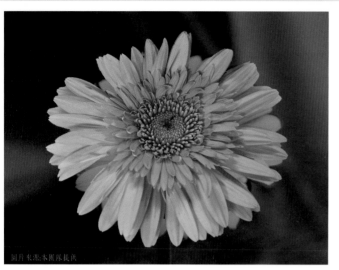

圖片來源:本團隊提供

Gerbera jamesonii

立秋 8/7-8/9

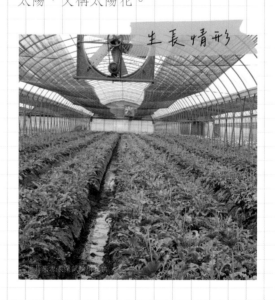

生長情形

圖片來源:農業試驗所提供

非洲菊 花材介紹

▪ 花卉栽培重點:

光度、溫度及溼度管理-

在高溫強光環境下,應適當給予遮陰,可
提高產量及減少高溫期花色褪色的狀況,
在水分控制部分應以滴灌設備進行灌溉,
避免病害發生。

栽培介質-

非洲菊栽培介質適應性廣,但排水性佳、
有機質高且pH值介於6.0-7.0之間的介質
為優。

▪ 採後處理方法:

非洲菊的採收成熟度以管狀花外圈兩輪
小花開放且花粉尚未展放採收。採收時
間以清晨採收佳,採收方式以用拉的方
式進行,採後以保鮮劑預措(低溫)1小時。

▪ 性狀介紹:

非洲菊植株約15-30公分,花序從簇生的
葉腋抽出,其與頭狀花序菊花一樣有管狀花
及舌狀花組合而成,花色亮麗多彩,有如
太陽,又稱太陽花。

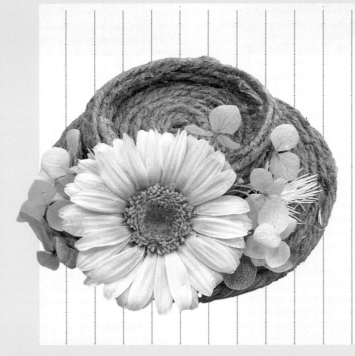

非洲菊帽夾

非洲菊，外型如縮小版的向日葵，又稱作「太陽花」，為常見切花之一。

這項作品需要進行纏繞、黏貼與縫製動作的手工活動，能夠訓練個案的專注力及手部的控制力。

01 課程於健康促進之表現

• 語言表達 ★★★★

引導個案在創作過程中表達其創意與想法，並分享創作成果，可促進個案語言表達與組織能力。

• 手部肌力 ★★★★

在製作帽夾和小飾品的過程中，需要使用手指進行精細的操作，這有助於增進手部的靈活度與手指肌肉的運用。增強精細操作能力。

• 定向感 ★★★★

在設計飾品時，個案需理解帽夾的擺放及視覺呈現，有助於提升其空間感及創造力，進而維持定向感。

• 人際互動 ★★★★

製作帽夾過程中，個案透過互助和交流創作想法，藉此能增強人際互動交流與情感聯繫。

• 注意力 ★★★★

操作過程需專注於製作之步驟與細節，有助於增強其專注力。

• 記憶力 ★★★★★

製作帽夾時需記住步驟和工具的使用方法，尤其是如何固定及擺位，重複記憶訓練有助於保持記憶力。

02 所需材料介紹

花材
—
非洲菊
乾燥花

工具
—
鑷子
奇異筆
保麗龍膠
麻繩
紙杯
髮夾
細鐵絲
直尺
剪刀

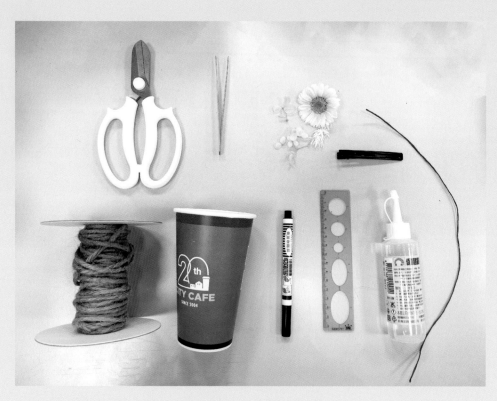

圖片來源:本團隊拍攝

※溫馨提醒

非洲菊樣態活潑,花朵落落大方,製作成髮夾給長輩效果非常好,然操作較為複雜,為避免長輩容易因困難而放棄,在指導長輩時需要更具備耐性與時刻鼓勵。

03 課程操作步驟

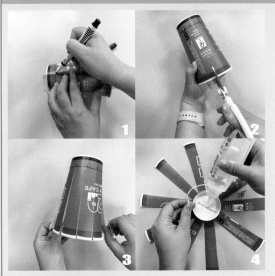

步驟一、

距離紙杯底部上預留2公分的寬度，在杯身用奇異筆等距畫線註記，並沿著註記的點線裁剪。裁剪後於杯底中心塗上保麗龍膠，並用麻繩以中心點為基準向杯緣纏繞。

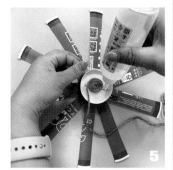

步驟二、

麻繩由杯底纏繞約2-3公分作為帽沿，待纏繞至合適的寬度後，以保麗龍膠固定，並將多餘的紙杯裁剪掉。

※纏繞麻繩時需同步補上保麗龍膠固定於紙杯，確保不會跑位。

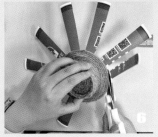

步驟三、

將髮夾用保麗龍膠固定於帽沿內側。用棕色的花藝鐵絲環繞於帽沿，打結固定。

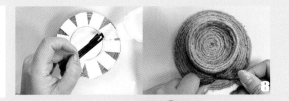

Last Step

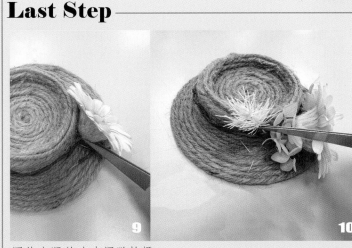

Finish!

最後將非洲菊與乾燥花梗用鑷子固定於鐵絲上，並沾黏保麗龍膠乾固即完成。

圖片來源:皆由本團隊拍攝

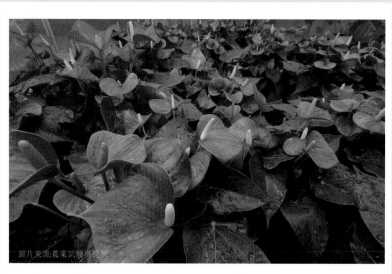

Anthurium andraeanum

火鶴花

處暑 8/22-8/24

▪ 花卉栽培重點：

火鶴花適合的介質需具備通氣性、排水性、保水性及保肥性良好的特性，如樹皮、椰纖等介質。溫度上，火鶴花最好的生長溫度在21-32℃之間，溫度高造成葉燒、褪色及花壽命短等問題，溫度過低則寒害。光度則介於15000-25000lux之間，過高時，葉片及苞葉褪色，過低不開花。

▪ 採後處理方法：

火鶴花採收成熟度以肉穗花序由基部開始轉色至1/2或2/3時且苞葉展平為準。採收時間以清晨或傍晚為佳，採收時切花應隨即插水，以自來水較佳，並可加入50ppm次氯酸鈉降低微生物孳生，採收後置於陰涼處，並以清水淋洗快速去除苞葉表面的水分，再進行至少4小時預冷(15-18℃)後置於15-18℃之冷藏庫冷藏。

▪ 性狀介紹：

火鶴花屬名由anthos（花）及oura（尾巴）所組合而成，係指肉穗花序貌似花的尾巴，火鶴花觀賞的部位是其變態苞葉，其觀賞壽命相當長，有盆花、切花等品種，花色及花型十分豐富。

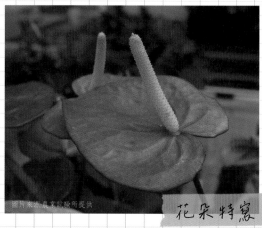

圖片來源:農業試驗所提供

花朵特寫

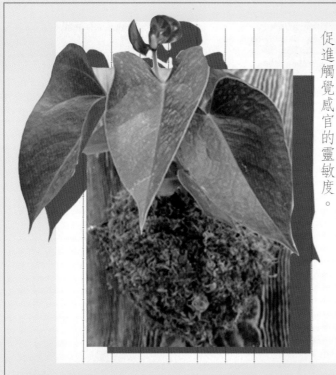

火鶴花上板

火鶴花，命名源於其特別的「佛焰花苞」，搭配中心金黃色圓柱狀的肉穗花序，宛如紅色火焰。

課程設計乃藉由上板操作過程中，產生手臂施力及手纏繞等動作來訓練手部關節靈活度與肌群運用。同時透過不同介質的更換，也能促進觸覺感官的靈敏度。

01 課程於健康促進之表現

語言表達 ★★★

透過上板解說過程，鼓勵個案能夠分享過往利用其他植物上板種植經驗，增強其語言表達能力。

人際互動 ★★★★

上板過程中，個案間彼此交流經驗與技巧，來增進情感連結。

手部肌力 ★★★★★

上板需要較大手部力量來綁繩、固定植栽及擰乾水苔等操作動作，有助於加強手部及手腕關節及肌肉力量和靈活性。

注意力 ★★★★

上板過程要求專注於火鶴花位置的固定和纏繞技巧，增強專注力與精細動作操作能力。

定向感 ★★★

上板活動需設定植物適當的擺放位置與角度，這過程增進其空間對應認知及對環境的方向感。

記憶力 ★★★

在照護火鶴花的過程中，宣導應如何澆水、光照等照護知識，有效增強其持續記憶。

02 所需材料介紹

花材
—
· 火鶴花

工具
—
· 椰纖
· 水苔
· 木板
· 麻繩
· 釣魚線
· 螺絲
· 剪刀
· 保麗龍膠
· 螺絲起子

裝飾
—
· 緞帶

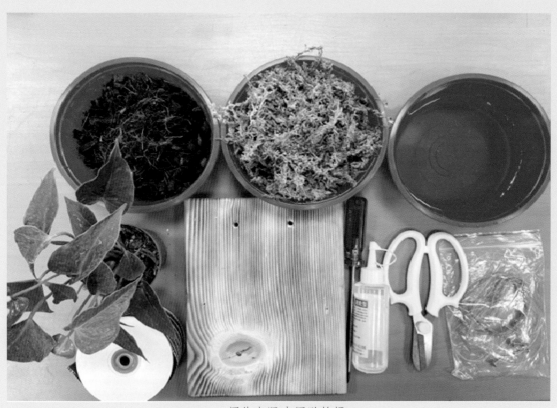

圖片來源:本團隊拍攝

※溫馨提醒

此課程以火鶴花作為上板的主題花卉,上板植物常以觀葉耐陰植栽為主,在操作中比較需要注意的是釣魚線纏繞的過程,在植栽的下方需要多纏繞幾圈,防止鬆動導致整株掉下來。

03 課程操作步驟

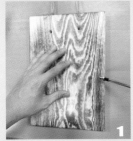 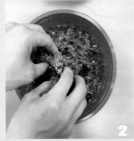

步驟一、

先將水苔浸泡於水中，取出麻繩及螺絲綁上、鎖上木板後，將浸濕之水苔取出並以雙手捧握擠至6到7成乾。

※水苔有些濕度，較容易塑形。

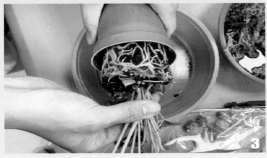

步驟二、

將火鶴花退盆，並且疏理根系中的泥土至乾淨。

※小撇步：可先用手捏一捏塑膠盆較容易取出完整的土球。

步驟三、

將水苔平鋪於木板上，圍出甜甜圈狀的形狀。底部放上椰纖後，將火鶴花放置中心，再覆蓋一層椰纖。

※椰纖可以幫助植物根系保持通透

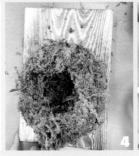 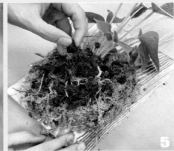

圖片來源:皆由本團隊拍攝

Last Step

接著在最外層包覆一層水苔，使用釣魚線將其上下左右纏繞。先在木板底端打上單結，上下纏繞後再由左至右纏繞，為穩固植物的重心，植物下緣需要多繞幾圈。最後收繩(死結)回最下方之螺絲上，即完成。

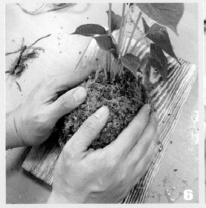 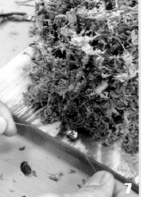 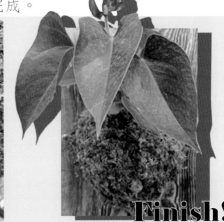

Finish!

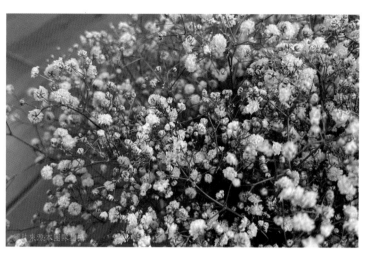
圖片來源本園際情報

Gypsophila paniculata

宿根滿天星

白露 9/7-9/9

▪ 花卉栽培重點：

滿天星喜好排水良好且具有石灰質之土壤，生長適溫10-25℃，不耐夏季高溫多濕環境，開花期前施用磷鉀肥以利開花。

▪ 性狀介紹：

宿根滿天星為多年生草本植物，其株高為50-90公分左右，葉片呈對生，花序為聚繖花序，花小且朵數眾多，就像天上的星星一樣，因此得名滿天星。常見品種有單瓣及重瓣，花色以白色為主，粉色系較少。

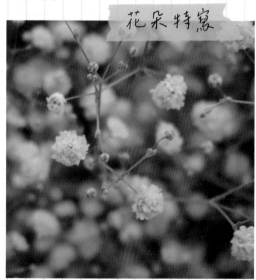

花朵特寫

圖片來源:農業試驗所提供

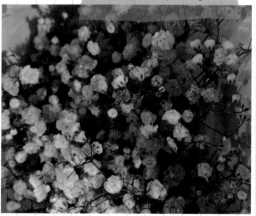

染色滿天星

圖片來源:農業試驗所提供

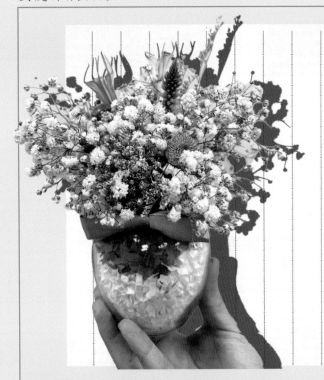

滿天星祈福花瓶

「滿天星」形態雅緻且充滿溫馨，常用於花束包裝作為點綴的角色。

課程設計以花束方式來組合花材，並過引導，讓個案進行配置，以完成作品。由此個案可透過觸摸、嗅氣及自由組合過程，獲得感官刺激及自我肯定與成就感。

01 課程於健康促進之表現

語言表達 ★★★

透過撰寫祈福花語，促使個案以書面方式表達內心情感與思想，來增進專注力與思考能力。

人際互動 ★★★★

操作中的討論與分享相互交流，能促進人際互動與情感聯繫，增強社交技能。

手部肌力 ★★★

在製作過程中，需運用手指與手部力量來調整花材及固定結構，有助於強化手部靈活度與力量。

注意力 ★★★★

在組盆與處理乾燥花的過程中，需專注於花材的擺放與固定，能提升對於細微事物處理上的注意力。

定向感 ★★★★★

將花材有序排列的過程，有助於對環境空間的理解和感知，有效改善其定向感。

記憶力 ★★★

透過學習花材處理及組盆技巧，個案可因此增進組合記憶，幫助保持日常生活中的記憶力。

花材
- 滿天星
- 紫坑菊
- 卡斯比亞
- 裝飾乾燥花

工具
- 原子筆
- 花藝剪刀

裝飾
- 便利貼
- 緞帶
- 填充白紙屑
- 填充粉紙屑

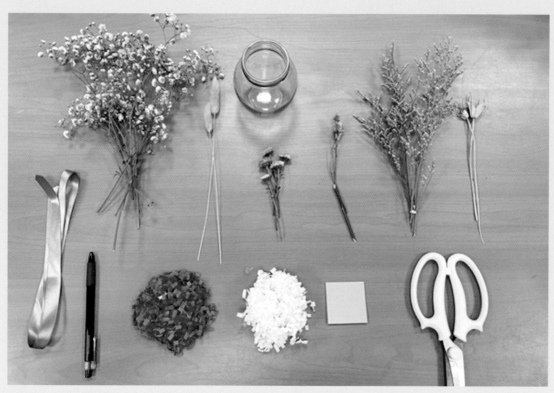

圖片來源:本團隊拍攝

※溫馨提醒

施作前三天需要先將滿天星放置於色素中,待滿天星染色成功即可獲得多種不同顏色之花色。若為連續課程,則可帶領長輩共同操作染色的過程。

03 課程操作步驟

步驟一、

拿出便利貼，寫上祝福的話，接著將便利貼捲起放入玻璃瓶底部，並置入白色裝飾紙屑。

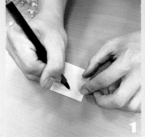
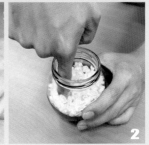

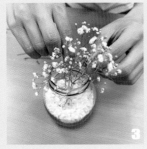
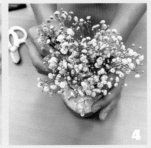

步驟二、

依序放入未染色滿天星、染色滿天星（粉），相互成襯、點綴。

※盡可能將乾燥花塑形成球狀

步驟三、

插入紫色的卡斯比亞、紫坑菊作為點綴，豐富色彩，使用其他花材做出高低變化可在整體形態上增強立體感。

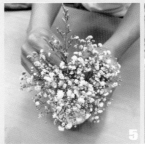
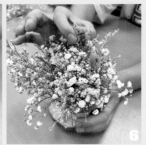

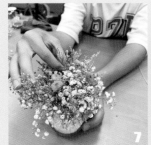
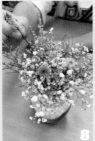
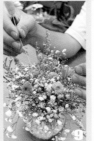

步驟四、

鏤空的位置再加強補上花材，可用鑷子微調整花材的位置。

圖片來源:皆由本團隊拍攝

Last Step

最後將粉色裝飾紙屑填入，使用緞帶、打上蝴蝶結，需留意勿將枝條折斷。

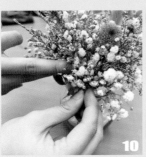
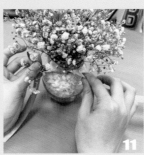
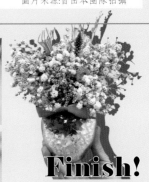

Finish!

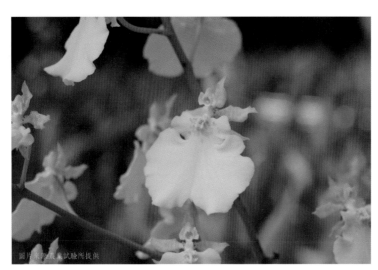

圖片來源農業試驗所提供

Oncidium

秋分 9/22-9/24

▪ 花卉栽培重點：

光度及溫度管理-

栽培以遮陰網室主，其遮陰網遮光率為
50-70 %，依季節更動；生長適溫介於
20-25 ℃，溫度過高時，切花品質不佳
且植株弱化；過低時，生長停頓，影響
後續開花。

栽培介質-

由於根系喜好通氣性怕淹水，因此常利
用木炭、碎石、蛇木屑及樹皮等進行調
製，以便控制水分。

肥培管理-

施肥原則以少量多施，依據生育時期調
整肥料比例，假球莖成熟至開花前，則
調整磷鉀比例高之肥料施用。

▪ 性狀介紹：

文心蘭為複莖類蘭花，其植株具有肥大的
假球莖，其花梗假球莖基部發育，其花色
主要是黃色至褐色，花瓣及萼片各三瓣，
其中唇瓣特化成具有擬態功能的花瓣，在
原生環境中利用來吸引授粉昆蟲幫忙授粉
，而該特化的花瓣隨風吹動時，有如一群
女郎婆娑起舞，又稱跳舞蘭。

▪ 採後處理方法：

文心蘭以主花序上有5-7個花苞未開放時進
行採收。採收後隨即插水，運至包裝廠時
進行分級、包裝、套管、1-MCP燻蒸等。

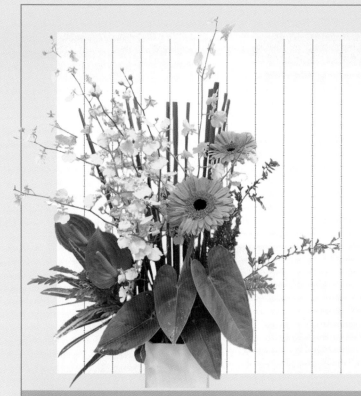

文心蘭插花

「文心蘭」常用於插花或花束的花材，又稱跳舞蘭。其特點為形態優雅。

· 課程設計以慶典主題，透過組合盆栽設計搭配水竹葉、非洲菊與火鶴花等多樣花卉，創造出具多層次的視覺效果。

01 課程於健康促進之表現

· 語言表達 ★★

引導個案分享創作理念與美感的構思，有助於促進組織能力增強口語表達能力。

· 手部肌力 ★★★★

插花過程需使用手指進行精細動作及腕部力量操作，如花材修剪、固定、位置調整等，能促進手部靈活性和施力運用，提升手腕及手部的靈活度。

· 定向感 ★★★

在自由創作中，花材配置需要考量整體美感，藉此能幫助個案理解花材排列及角度距離，以增強空間感和定向感。

· 人際互動 ★★★★

在操作過程中，能及時相互觀摩製作過程，進行討論與互助，能促進彼此的交流，增進人際互動維持社會化能力。

· 注意力 ★★★★

插花過程中的每個細節都需專注，如花材選擇、顏色及擺放位置調整，有助於提升對細節的敏感度與專注度。

· 記憶力 ★★★★

組盆操作過程需記住花材擺放技巧與設計原則，有助於訓練大腦增強記憶力。

02 所需材料介紹

花材
- ・文心蘭
- ・非洲菊
- ・火鶴花

植栽
- ・水燭葉
- ・新鮮葉材

工具
- ・八角盆器
- ・插花綠海綿
- ・花藝剪刀
- ・美工刀

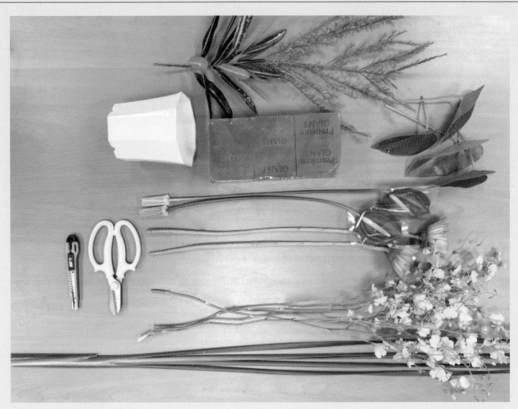

圖片來源:本團隊拍攝

※溫馨提醒

插花前,需事先處理花材,葉片需摘除、花莖需斜剪。可以適當加入
保鮮劑延長觀賞時間。

03 課程操作步驟

步驟一、 浸泡綠海棉直至濕透，裁切至適當大小，放入八角盆中。

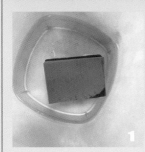

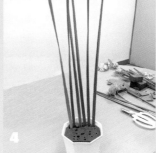

步驟二、 水燭葉修剪至45公分長，插入綠海綿中，作為背景。

步驟三、
接著將文心蘭調整角度及長度插入綠海綿。交錯插入，讓整體看起來有舞動的感覺，視覺上較豐富。

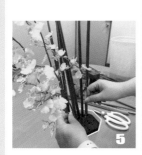
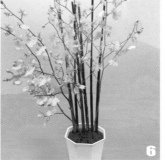

步驟四、
非洲菊調整角度及彎度交錯插入海棉，確認是否穩固。

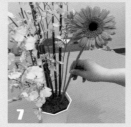
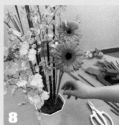

步驟五、 調整火鶴花的觀賞面插入綠海綿，兩朵火鶴可前後交錯，創造層次。

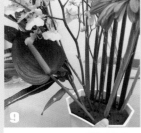

Last Step

步驟六、
新鮮葉片插在盆子邊緣作點綴，修飾盆器邊緣，遮蓋裸露之綠海綿。

※ 配材需適量搭配，避免搶奪主角的風采。

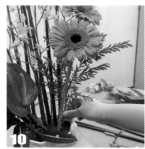
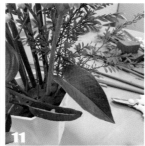

Finish!

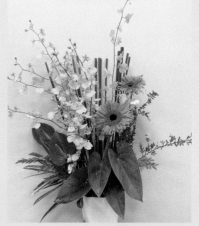

圖片來源:皆由本團隊拍攝

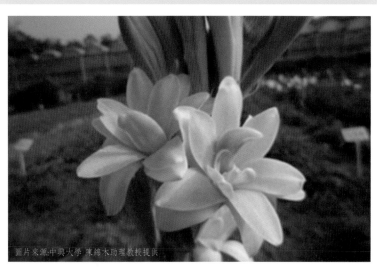

圖片來源:中興大學 陳錦木助理教授提供

Polianthes tuberosa

寒露10/7-10/9

▪ 花卉栽培重點：

晚香玉多以露地栽培為主，喜好日夜溫差大(低於10℃則易有寒害)及雨量分布均勻的地方，以富含有機質之黏土較佳。肥料供給以平均肥為主，開花期間施磷鉀肥。

▪ 採後處理方法：

採收標準以切花枝上有1-2朵花轉色或開放為準。

▪ 性狀介紹：

晚香玉又稱夜來香，係球根類香花植物，可做切花、盆花及庭園用植栽，其主要觀賞部位為頂芽抽出的穗狀花序，花形可分為單瓣及重瓣，單瓣香氣較濃，重瓣則比較淡。其香味主要在夜晚散發，故稱為晚香玉及夜來香。

花朵特寫

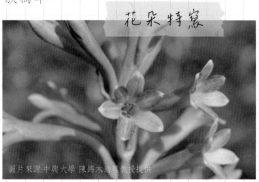

圖片來源:中興大學 陳錦木助理教授提供

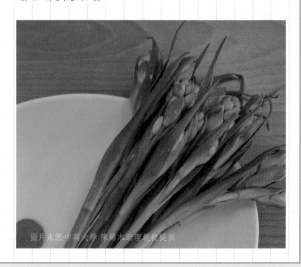

圖片來源:中興大學 陳錦木助理教授提供

晚香玉擴香石

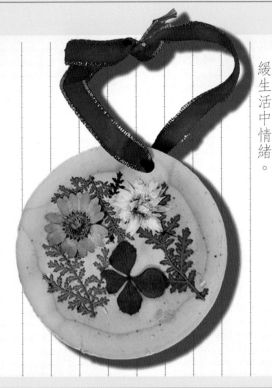

「晚香玉」，又稱夜來香，為台灣嘉義縣盛產的球根香花植物，具備濃郁的香氣，常被用來製作香氛相關製品。

利用擴香石氣味能刺激嗅覺感官特性，提升認知與感官體驗。在自製擴香石上滴加精油，香氣可持續15至20天，可舒緩生活中情緒。

01 課程於健康促進之表現

• 語言表達 ★★★

課程中撥放歌曲「夜來香」，引領個案進入芬芳的情境，暢談彼此過往相似生活經驗與回憶，來提升口語表達能力與組織溝通技巧。

• 手部肌力 ★★★

操作過程從攪拌石膏、校色到材料的壓制需運用重複性手部施力動作，且需要維持同一速率，能幫助訓練手部靈活性和穩定度。

• 定向感 ★★

操作過程需進行花卉排列及壓模，幫助理解空間配置及方位辨識，有助於培養空間概念和強化定向感。

• 人際互動 ★★★★

能藉此彼此討論花材的選擇及製作想法，進行作品交流與分享，能助於增進人際互動。

• 注意力 ★★★★

擴香石製作需要高度的專注力，尤其是在材料混合與填充進模具過程，能有效提醒個案集中注意力。

• 記憶力 ★★★★

學習記憶製作過程中多個步驟，能幫助個案訓練短期記憶，並強化記憶力。

02 所需材料介紹

花材
- 裝飾壓花

工具
- 石膏粉
- 鑷子
- 剪刀
- 水盆
- 滴管
- 模具
- 電子秤
- 色素
- 晚香玉香精
- 細砂紙

裝飾
- 緞帶

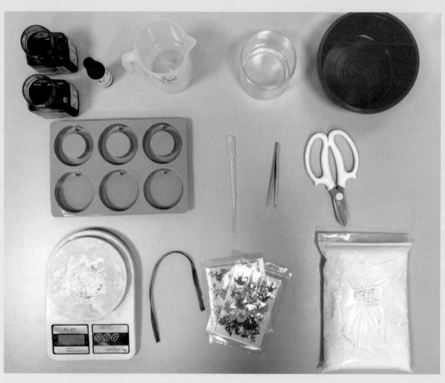

圖片來源:本團隊拍攝

※溫馨提醒

擴香石在凝固時會有發熱反應,因此模具盡量選擇矽膠材質,避免用一般塑膠、紙材,以免遇熱融化。

03 課程操作步驟

步驟一、

電子秤歸0，加入80克石膏粉，並倒入盆子中。

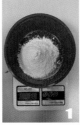
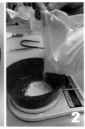

步驟二、

電子秤量56ml水。
※石膏粉與水的比例為10:7。

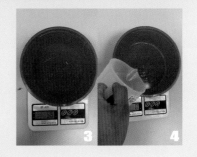

步驟三、

將石膏粉倒入水中，靜置1分鐘後攪拌3分鐘。
※攪拌需維持同一方向，並維持速度一致。

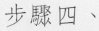
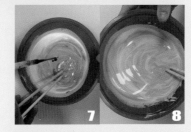

步驟四、

攪拌到2分30秒左右，將水盆傾斜，加入色素或廣告顏料。
※攪拌顏料不一定要很均勻，可依個人喜好調製。

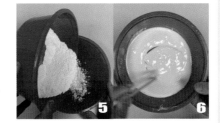

步驟五、

將石膏漿倒入模具中輕微抖動模具，減少底部空氣及氣泡，靜置30-45分鐘。

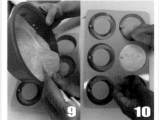
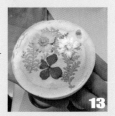

步驟六、

於靜置第10分鐘時，使用鑷子放置壓花點綴。

步驟七、

待模具底部完全冷卻後，即可拆模。

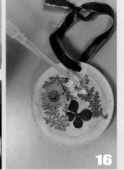

Last Step

使用鑷子將緞帶穿過孔洞，並打上繩結。用滴管滴上3-4滴晚香玉香精，最後利用細砂紙打磨平整後，即完成。

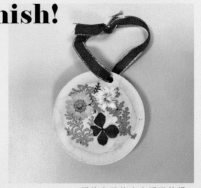

Finish!

圖片來源:皆由本團隊拍攝

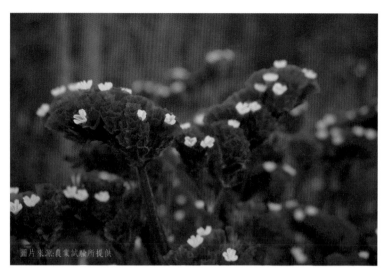

圖片來源:農業試驗所提供

Limonium sinuatum

霜降 10/23-10/24

星辰花

▪ 花卉栽培重點：

星辰花為主根系作物，建議以穴盤進行育苗，以免各植株間根系纏繞，在移植時導致主根受傷，影響後續養分吸收。對介質要求不嚴苛，但喜好排水性良好的介質。喜好光度高、冷涼溫度及通風良好的環境，若光度不足則易徒長，高溫則易休眠。

▪ 性狀介紹：

星辰花，依生長習性可分為一年生草花及多年生草花兩類，其葉片為羽狀分裂，花莖具有翼狀構造，開花時花萼帶有顏色，為主要觀賞部位，白色或黃色小花易凋謝脫落。但其花萼質感不脫落且顏色豐富，亦稱為不凋花。

星辰花栽培場

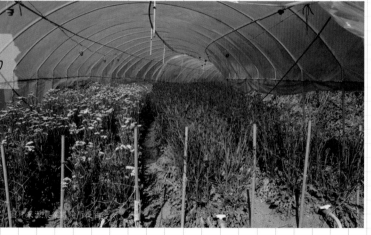

圖片來源:農業試驗所提供

星辰花蜉蝣花瓶

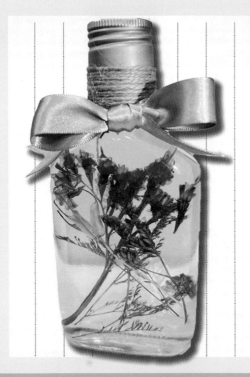

星辰花,花萼質感如紙質,小花凋謝後不會脫落且顏色不退,有人稱為「不凋花」。是乾燥花的重要材料之一。

課程藉由使用鑷子進行個案手部肌力控制訓練,並利用倒油過程訓練專注力,有助於提升個案的專注力。利用「不凋」話題回顧往事,來強化記憶功能。

01 課程於健康促進之表現

• 語言表達 ★★★★

課程引導個案依照提供之花材的情境故事延伸陳述,利用問答方式讓個案能透過思考清楚表達。

• 人際互動 ★★★

在個案相互分享故事時,部分個案會表達自己的看法與經驗,增加互動機會。

• 手部肌力 ★★★

以鑷子將於外部構圖完成的星辰花放入瓶口,並調整位置,可助於訓練手眼協調能力與手部穩定度。

• 注意力 ★★★

操作本身具有難易度,個案需集中注意力小心翼翼的將材料及窄平口中,可培養其耐心及增加專注時間。

• 定向感 ★★★★

課程從記憶永存角度出發,提出幾個關鍵時間點,引導個案憶起自己過去生命中的重要時刻。

• 記憶力 ★★★★★

回憶生命週期階段為指導主軸,引導個案由近期事件去逐一回憶往事來強化近期記憶,維持遠期記憶。

02 所需材料介紹

花材
· 星辰花

工具
· 烘焙紙
· 白臘油
· 鑷子
· 剪刀
· 保麗龍膠
· 玻璃瓶

裝飾
· 緞帶
· 細麻繩
· 裝飾石頭
· 乾燥花材

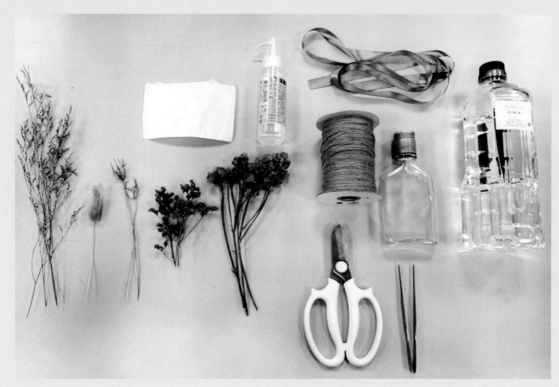

圖片來源:本團隊拍攝

※溫馨提醒
本次課程以星辰花作為主題花卉，操作蜉蝣花瓶，當中需要特別注意的是
倒入白臘油時，需先固定瓶中的花材的造型，並且穩定手部力道。

步驟一、

比對瓶身長度後將星辰花莖修剪為合適的長度，以鑷子夾取花材，放入玻璃瓶內。

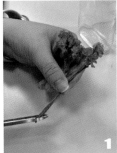
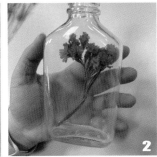
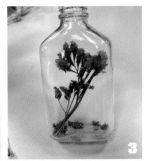

步驟二、

依照喜好其他搭配的花材，用鑷子調整位置。花材擺放盡量有主次之分。

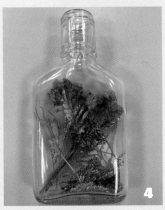

步驟三、

將烘培紙對折，捲成漏斗型，把漏斗套進玻璃瓶口，並緩慢倒入白臘油。

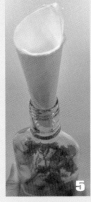
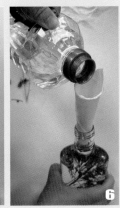

步驟四、

白臘油倒到瓶子的九分滿（約瓶口下緣），並將瓶蓋旋緊。

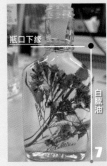
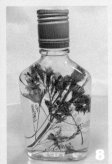

Last Step

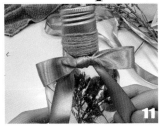

於瓶蓋下方打上蝴蝶結緞帶大功告成！

步驟五、

麻繩沾黏保麗龍膠，從瓶蓋的最下方纏繞瓶蓋。

※線需盡量密集。

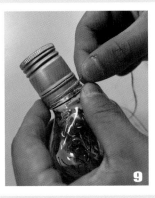
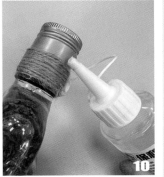

Finish!

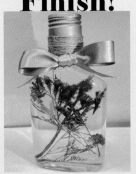

圖片來源:皆由本團隊拍攝

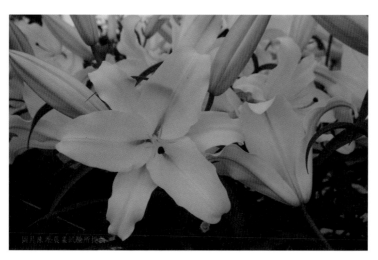

Lilium

立冬 11/7-11/8

百合 花材介紹

‧ 花卉栽培重點：

喜好冷涼環境，生長適溫15-20℃之間。
介質選擇疏鬆、通氣性佳且排水性佳。
水分管理，定植後水分供給格外重要，
水源pH值也相當重要，最好介於6-7之間。

‧ 採後處理方法：

採收標準以第一朵花苞著色為準，採收
後於包裝場陰涼處或冷藏庫進行預冷，
溫度為4-6℃，並以市售保鮮前處理劑
進行預措，最後進行分級包裝並置於0-2℃
降溫保存品質。

‧ 性狀介紹：

其球根為肥厚的葉片特化成鱗片聚生於短縮
的莖基盤上，其鱗片大多為白色，因此稱為
百合。其花朵通常具有六個花被片，內層三
個花瓣、外層三個萼片，近年來陸續推出重
瓣品種。常見種類有鐵炮型百合、東方型百
合及亞洲型百合。

百合栽培

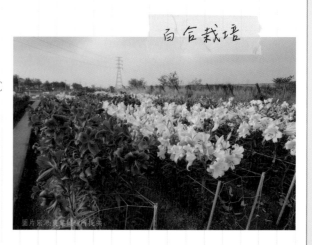

花朵特寫

圖片來源:農業試驗所提供

圖片來源:農業試驗所提供

百合韓式花束

百合花是花禮中，花束常見的花材之一。

花朵香氣濃郁，形態優美大方。

利用百合為主角之花束包裝為題材，吸引個案參與興趣，主要目的在維持及促進手部功能之訓練。

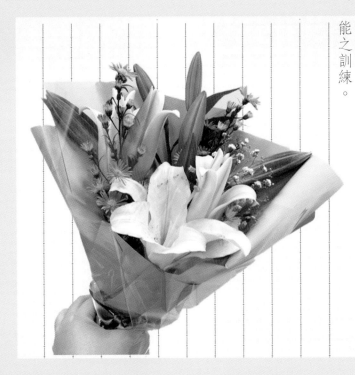

01 課程於健康促進之表現

· 語言表達 ★★

複雜的操作名詞可利用圖說方式呈現，引導個案理解並提問而主動發言，有助於強化勇於提出問題等表達能訓練。

· 人際互動 ★★★★

韓式花束成品外觀亮麗美觀，在相互分享成品時可以增進人進互動。

· 手部肌力 ★★★

花束需透過雙手協調操作才能包出美麗的型態，可運用於訓練手部抓握功能，強化手部肌肉關節靈活度。

· 注意力 ★★

韓式花束製作過程繁複，雖可使個案增加專注時間，但部分個案難以長時間集中注意力，建議依個案狀況調整花束製作難易度。

· 定向感 ★★★

花束搭配季節進行，例如節日佈置、活動花禮。來助於強化個案時間定向感。

· 記憶力 ★★★

可延伸活動內容，幫領個案延伸回憶往日節日與花卉之連結，來幫助喚起遠期記憶中的美好。

02 所需材料介紹

花材
- 百合花
- 粉孔雀
- 滿天星

工具
- 花藝剪刀
- 花藝包裝紙
- 玻璃紙
- 緞帶
- 透明膠帶
- 花藝膠帶
- 滴水罐

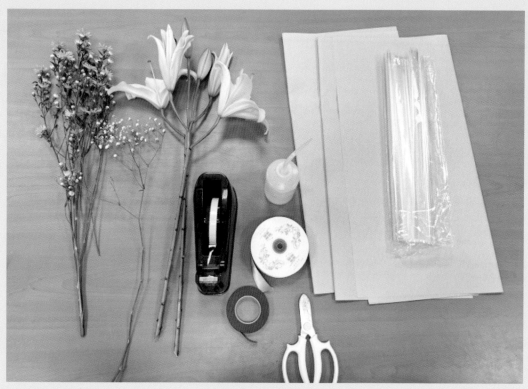

圖片來源:本團隊拍攝

※溫馨提醒

百合花的花型大,為頂生花,操作過程中需先將多餘的側枝修剪。另外建議操作前可以將雄蕊剔除,延長開花時間。

03 課程操作步驟

步驟一、

首先將百合依照自己喜歡的樣態排成喜好的高度，可交錯排列，並將過長的枝條進行修剪。

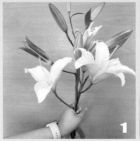
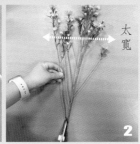

太寬

步驟二、

將配置完成的花束，以花藝膠帶綑綁固定，於花束底部套上玻璃紙，製作水袋。

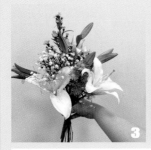
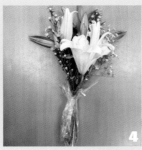

步驟三、

將2張包裝紙交錯對折，開口可朝不同方向錯開，並將花束置於中間，左手穩定花束固定點，從右側依序抓褶，最後以透明膠帶固定。

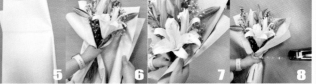

步驟四、

剩下的包裝紙修剪成長35寬8公分的大小並對折。將對折完成的包裝紙遮擋至花束中間底部。透明膠帶固定，最外圍使用玻璃紙綑綁覆蓋。

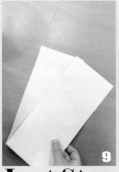
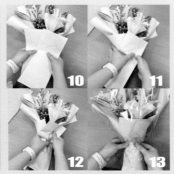

Last Step

最後將花束打上蝴蝶結，並將底部的包裝紙修剪整齊即完成。

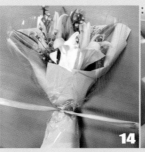
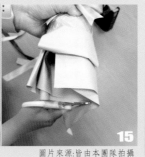

圖片來源:皆由本團隊拍攝

Finish!

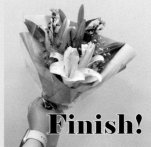

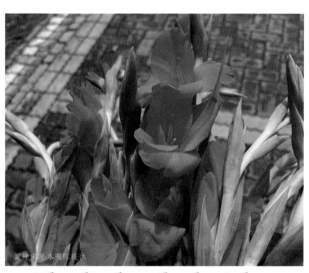

圖片來源:本園所提供

Gladiolus hybridus

唐菖蒲

小雪 11/21-11/23

▪ 花卉栽培重點:

唐菖蒲具有休眠特性,在種植前必須先打破休眠,如冷藏、藥劑等處理。栽培主要施肥時期:種植前、花芽分化期(2-3片葉)、花芽發育期(5-6片葉)、養球期。光線不足容易導致切花莖徒長,因此單位面積宜控制於18000至24000球(每分地)。

▪ 採後處理方法:

唐菖蒲採收標準為最底部的小花開始著色的時候,採收後隨即運至包裝場預冷4小時(2-4℃)及預措,並冷藏(2-4℃)。

▪ 性狀介紹:

唐菖蒲為球根花卉,其葉為劍型因此又稱為劍蘭。花序為頂生穗狀花序,每花序約有8-20個小花,由下往上開花,花色豐富,有白、粉、黃、桃、橙、紅、紫及複色。

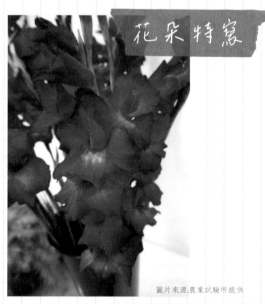

花朵特寫

圖片來源:農業試驗所提供

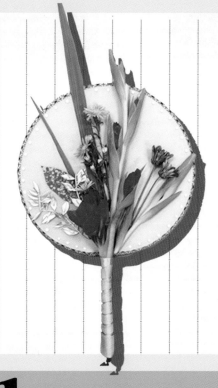

唐菖蒲圓扇

唐菖蒲，帶有東方色彩的花卉，常見於傳統節慶或祭祀典禮中。

透過花材認識，引導個案回想與花卉相關的生活經驗或美好往事，延伸話題引發創作興趣，完成獨具特色的古風花卉裝飾圓扇。

01 課程於健康促進之表現

• 語言表達 ★★★

扇子為課程的主角，有別以往以鮮花裝飾扇子，藉此引發討論話題，來引導個案開口說，有助於強化語言能力及增進口語表達功能。

• 人際互動 ★★★

具有中國古風的唐菖蒲扇讓個案完成製作後可以舞動使用，特別又實用成為互動話題，助於增進互動交流能力。

• 手部肌力 ★★★★

操作過程強調手部動作，重複性手部旋轉纏繞動作有助於訓練手部握力與腕部關節及肌群運用。

• 注意力 ★

課程操作較簡易容易上手，較能引發個案興趣而專注於其中，有助於專注力訓練。

• 定向感 ★★★★

中式圓扇對於高齡者有較豐富的文化親切感，能使個案易於回憶逢年過節，喚起對時間及空間的定向能力。

• 記憶力 ★★★★

中國古風的圓扇及唐菖蒲為多數高齡個案共同的回憶，易於引導憶起往昔節慶之故事與回憶。

02 所需材料介紹

花材
· 唐菖蒲
· 粉孔雀
· 菊花
· 乾燥花材
· 乾燥葉材

工具
· 花藝膠帶
· 花藝剪刀
· 立體顏料
· 保麗龍膠

裝飾
· 緞帶
· 扇子

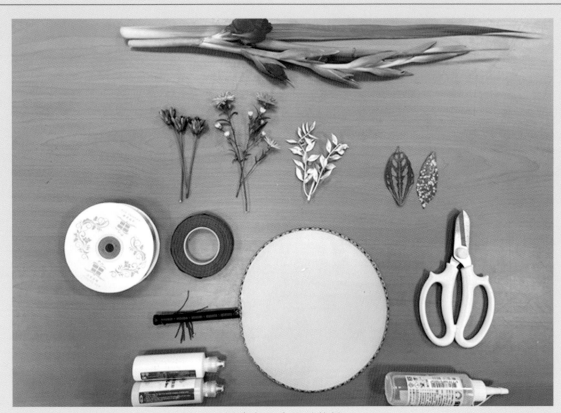

圖片來源:本團隊拍攝

※溫馨提醒
裝飾材料中的玻璃彩繪膠,需要注意用量,擠太多會容易暈開,需要給予
時間等待至乾固。

03 課程操作步驟

步驟一、

將唐菖蒲置於扇子正中央，以花藝膠帶纏繞固定(花藝膠帶需拉開方具有黏性)，接著外層再纏繞緞帶，營造古風感。

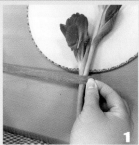 1

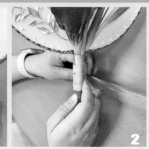 2

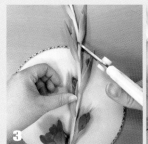 3

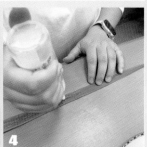 4

步驟二、

判斷唐菖蒲觀賞面向並將多餘的葉子修剪，其餘枝葉可使用保麗龍膠沾黏於扇子上(唐菖蒲枝條較有重量，因此需要按壓約30秒左右至乾固為止)

步驟三、

拿出粉孔雀、菊花以及乾燥花材，點綴於扇子上，並以保麗龍膠沾黏(須按壓約10秒，待乾固)

※可讓個案自由創作

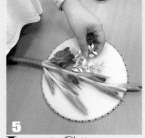 5

6

7

Last Step

使用玻璃彩繪膠，裝飾扇子的周圍(需注意按壓力道，並等待置乾固)

※可以訓練個案手部的肌群以及手眼協調之能力

Finish!

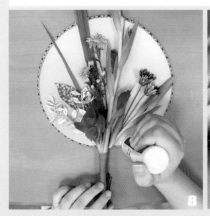 8

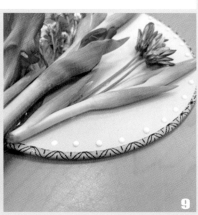 9

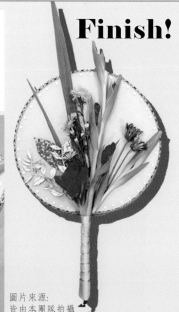

圖片來源：
皆由本團隊拍攝

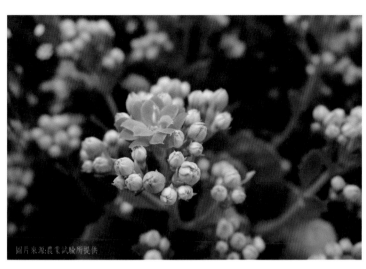

圖片來源:農業試驗所提供

Kalanchoe blossfeldiana

大雪 12/6－12/8

· 花卉栽培重點：

長壽花為短日植物，因此在長日環境下僅有營養生長，故在營養生長階段必須給於足夠的全量肥料。進入短日或進行短日處理時，給予高磷鉀的肥料可使開花狀況良好。栽培光照以全日照為佳，日照量少則易有徒長的狀況發生。水分過多易有生長不良之情況，如葉片腐爛及根系受傷。

花朵特寫

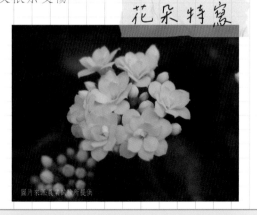

圖片來源:農業試驗所提供

· 性狀介紹：

屬於景天科燈籠草屬植物，具有肉質葉片，耐旱且繁殖容易，生命力旺盛，故稱長壽花，花形有單瓣及重瓣品種，花瓣數基本上以四為倍數，花色豐富。

花市常見盆花之一

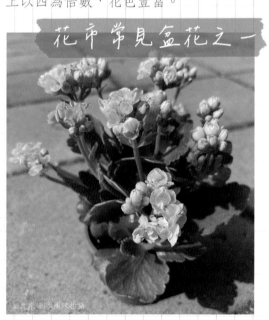

圖片來源:本國民拍攝

長壽花組盆

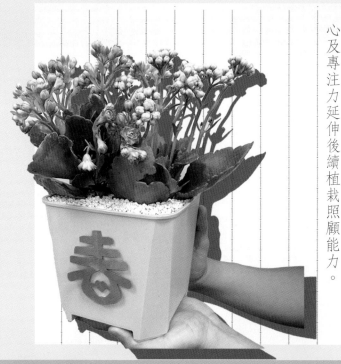

長壽花，冬季常見的花材，栽種容易，適合居家種植。

課程以長壽花組盆為基礎，延伸介紹葉插繁殖及基礎組盆方法，來引導個案進行盆栽組合種植，藉以訓練手部靈活度、培養耐心及專注力延伸後續植栽照顧能力。

01 課程於健康促進之表現

• 語言表達 ★★★

課程指導長壽花的栽植管理教學，因個案多有種植經驗，而積極表達，可藉此培養主動進行口語表達能力。

• 手部肌力 ★★

花卉配置與土壤翻攪等動作，可增進手部關節與肌群靈活度及穩定度訓練。

• 定向感 ★★★★

長壽花採用的是盆花，組盆可以讓個案體會空間與距離，後續盆栽的定期維護工作提供個案定時照顧，藉此可強化及維持個案的定向感。

• 人際互動 ★★★★

無論於操作過程或完成作品，透過自然的彼此交流與分享，能讓個案主動與人接觸，形成良好的互動關係，可正向增強主動社交行為。

• 注意力 ★★★★

製作貼於花盆的字體過程，因剪紙步驟需逐步跟進，因此提高個案能有效的集中個案注意力，有助於專注力培養。

• 記憶力 ★★★

因應後續植栽照顧，帶領個案動手記下方法，並採問答方式確認正確性，透過筆記及問答來輔助訓練記憶功能，有助於延緩記憶力衰退。

02 所需材料介紹

花材
・長壽花

工具
・移植鏝
・培養土
・珍珠石
・不織布
・四角盆
・噴水壺
・剪刀
・色紙
・筆
・保麗龍膠

裝飾
・裝飾白石

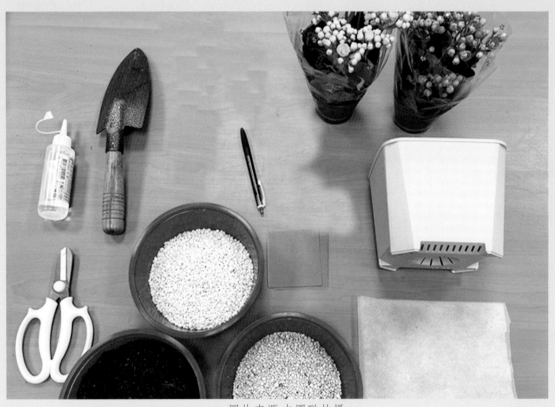

圖片來源:本團隊拍攝

※溫馨提醒

本次課程以長壽花作為主題,因為長壽花葉片以及植株本身含水量較高,所以在澆灌維護作業時,需要特別注意土壤介質的使用及排水透氣的問題。

03 課程操作步驟

步驟一、

將不織布鋪於四角盆底部(防止介質流失)，接著將珍珠石與培養土混合(1：1)後，填入四角盆中(約6分滿即可)，可輕輕敲盆器將空氣擠出。

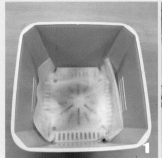 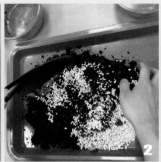 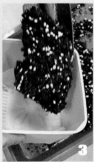 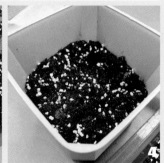

步驟二、

長壽花進行退盆(用手指捏一捏盆器，較容易取出)，修剪枯黃的葉片，完成後放置於四角盆中心，覆土及加入裝飾小石頭。

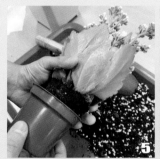 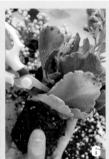 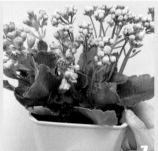 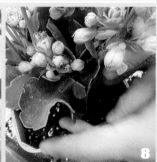

Last Step

拿起色紙，斜角對折，寫上「春」的半邊並沿線剪下，使用保麗龍膠黏貼於四角盆上。

※剪紙可以訓練記憶力、手眼協調、穩定度。

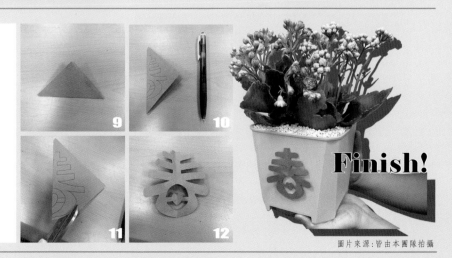

Finish!

圖片來源:皆由本團隊拍攝

101

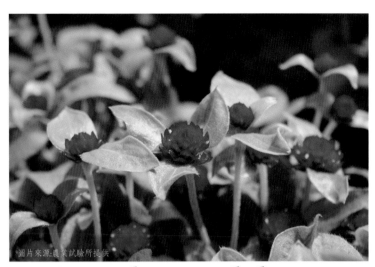

圖片來源:農業試驗所提供

Gomphrena globosa

冬至12/21-12/23

▪ 花卉栽培重點：

栽培介質以排水性好之砂質壤為佳，栽培前可先在介質中混入基肥，營養生長期間可施用平均肥促進生長枝葉，生殖生長期間轉施用高磷鉀之肥料促使開花及花朵顏色豔麗。

▪ 性狀介紹：

千日紅又稱圓仔花，千日紅圓球形花其實是一個花序，有許多小花組成，沒有花瓣構造，因此觀賞部位為紙質的花萼，其顏色不易褪色，故稱為千日紅或百日紅。

千日紅

花材介紹

花朵特寫

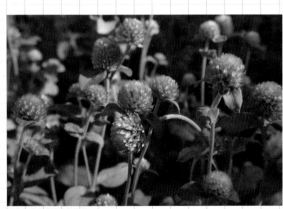

圖片來源:農業試驗所提供

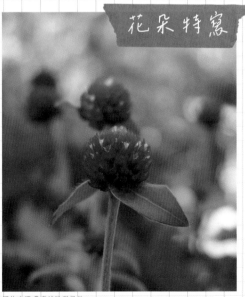

圖片來源:農業試驗所提供

千日紅燈籠

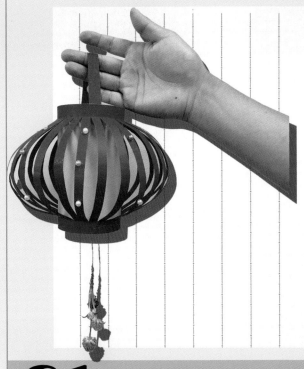

千日紅又名圓仔花，（台語同音湯圓），台灣習俗冬至吃湯圓及元宵節提燈籠，與節慶有關。將千日紅與燈籠結合，象徵祈福平安。

課程旨在透過製作千日紅燈籠，訓練手部肌肉提升個案精細動作的能力，並同時達到專注力和記憶力訓練。幫助個案回憶相關節慶往事，促進語言表達維持良好的人際互動。

01 課程於健康促進之表現

• 語言表達 ★★★★

應用千日紅如紅球的型態延伸創作紅色燈籠球，結合節慶故事及往事，讓個案能藉此有共同話題願意主動分享，創造於同儕間口語表達的機會。

• 人際互動 ★★★★

利用故事鏈結冬至與元宵節常見的活動，分享各地不同過節方式，自然帶動個案投入話題，熱絡氛圍，提供正向人際互動關係有助於維持社交能力。

• 手部肌力 ★★★

於操作剪裁過程中，需要直線切割與編織麻繩，有助於訓練手部操作力度控制及持物穩定度。

• 注意力 ★★★★

紙張裁切的操作過程需要較高的專注度，有助於培養較長專注力與情緒穩定度。

• 定向感 ★★★

帶領個案運用節慶進行時序連結，可增進對於環境及時序的定向能力。

• 記憶力 ★★★★

可延伸至其他相關節氣活動，帶領長輩思考相關活動來幫助喚起往日記憶。

02 所需材料介紹

花材
・千日紅

工具
・紅色Ａ4色紙
・黃色Ａ4色紙
・麻繩
・花藝鐵絲
・迴紋針
・小燈
・剪刀
・尺
・鉛筆
・雙面膠
・膠水

裝飾
・彩色串球

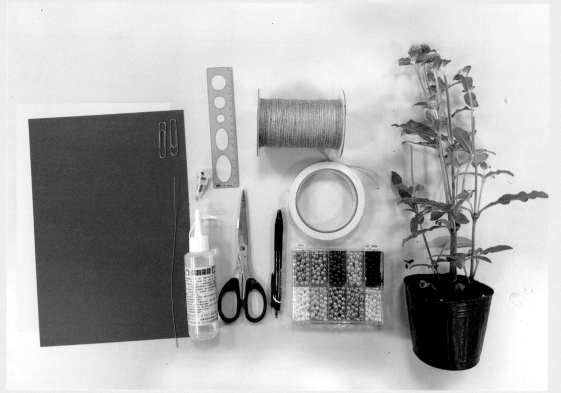

圖片來源:本團隊拍攝

※溫馨提醒
本次課程在剪紙的過程較為繁瑣,可以多拆解步驟,方便長輩好理解以及操作,操作過程也可以放慢一些,並適時地重複示範或提醒。

03 課程操作步驟

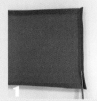

步驟一、

紅色紙張的長邊向內折出1公分寬度後打開(留下摺痕)，短邊向內折出1公分寬度後剪下(剪下的線段需保留)，完成後紅紙由左到右每隔1公分畫線

步驟二、

將紅紙反向對折，以迴紋針固定後用剪刀沿繪製好的直線剪開，打開剪好的紅紙並於上下預留之1空分寬度的位置黏上雙面膠。撕下上緣的雙面膠，黏貼於黃色紙張上。

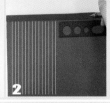

步驟三、

於黃紙下方畫出寬度6公分的線，將紅色紙下緣沿線黏貼。將預留之6公分寬的黃色紙張沿著紅色紙的下緣剪下並保留，分成四等分(如上圖)。

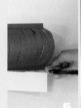

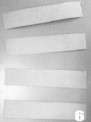

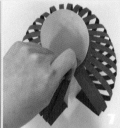

步驟四、

將1/4的黃紙再分為1/2，分別在兩端黏上雙面膠，其中一張黏貼於燈泡兩側至固定，用另一張紙條穿過洞口黏貼至燈籠內壁。拿出預留之1公分紅色紙條，兩端分別黏上雙面膠，並黏在燈籠內側作把手。

圖片來源:皆由本團隊拍攝

Last Step

再拿出1/4的黃色紙條折成ㄇ字型，黏貼於燈籠下方內側。以串珠裝飾燈籠，將圓仔花用麻繩或鐵絲固定在燈籠下方即完成。

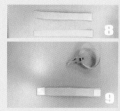

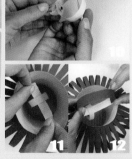

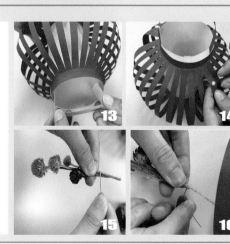

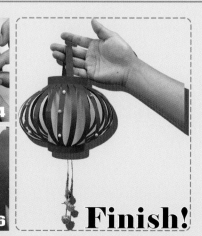

Finish!

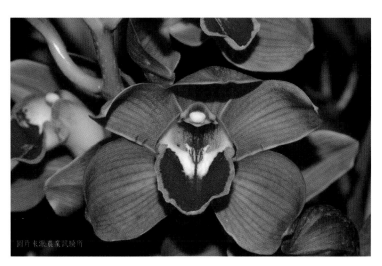

圖片來源:農業試驗所

Cymbidium hookerianum

小寒 1/5 - 1/7

▪ 花卉栽培重點：

大花蕙蘭屬熱帶及亞熱帶的蘭科植物，喜潮濕，日照充足、溫差大的環境。大花蕙蘭生長溫度範圍約10-30℃。一般選用碎石為主要栽培介質或混用蛇木屑、樹皮、椰纖、落花生殼等。夏季高溫期形成花芽，花芽發育至開花夜溫需15℃以下，花芽發育期若遭遇連續數日高溫達30℃以上，則花芽夭折、花苞消蕾。故栽培時，必須留意花芽發育時期的溫度控制。

▪ 採後處理方法：

採收大花蕙蘭切花後，以低溫(5-10℃)預冷1小時，促進傷口癒合，避免細菌滋生感染。利用次氯酸鈉及葡萄糖做為切花保鮮液，可延長 2-4 天不等的觀賞壽命。

大花蕙蘭

花材介紹

▪ 性狀介紹：

大花蕙蘭又稱東亞蘭及虎頭蘭其花色豐富，有紅色系、橘色系、黃色系、白色系及綠色系等，葉片呈流線型富有韻律感，花朵圓滿兼具雍容華貴的質感。

花朵植株特寫

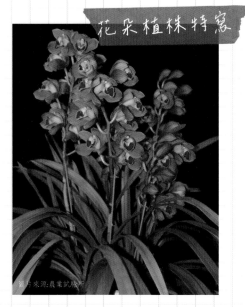

圖片來源:農業試驗所

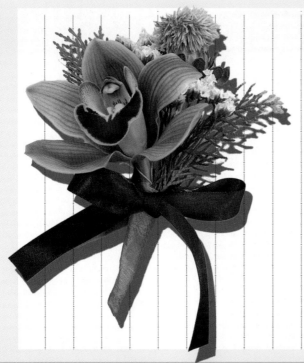

虎頭蘭胸花

大花蕙蘭，又稱虎頭蘭，是秋冬季常見的觀賞植物。

大花蕙蘭以胸花設計的課程，訓練個案的手部肌肉協調能力，同時藉由講解與製作過程，提升個案之理解及記憶力。

01 課程於健康促進之表現

• 語言表達 ★★

引導個案與其他學員分享選用的素材及選其背後的意涵，透過分享訓練口語表達技巧，進而提升語言表達的自信與能力。

• 人際互動 ★★

個案需在課程中與其他個案相互交流製作技巧，能提升人際間的互動，同時也讓彼此建立信任感。

• 手部肌力 ★★★★

製作過程中，需使用雙手反覆拉伸花藝帶，此動作對於手部力量運用與雙手協調能力有相當的要求，用於增強個案手部肌力與協穩定度。

• 注意力 ★★★★

操作過程需高度專注，較細膩，尤其是手眼協調，藉此訓練個案專注能力及增加專注時間。

• 定向感 ★★

花卉顏色充滿了節慶喜悅感，個案於創作過程可充分感受此花材所傳遞歡愉，特別適合用於充滿過往回憶之特殊活動及節慶。

• 記憶力 ★★★

藉由反覆手部動作及對製作過程的記憶，來強化其長期記憶，並能藉由回憶創作過程，提升成就感與自信。

02 所需材料介紹

花材

· 虎頭蘭
· 煙火菊
· 扁柏
· 水晶花

工具

· 花藝剪刀
· 花藝膠帶
· 綠色鐵絲
· 胸花別針
· 保麗龍膠

裝飾

· 絲質緞帶

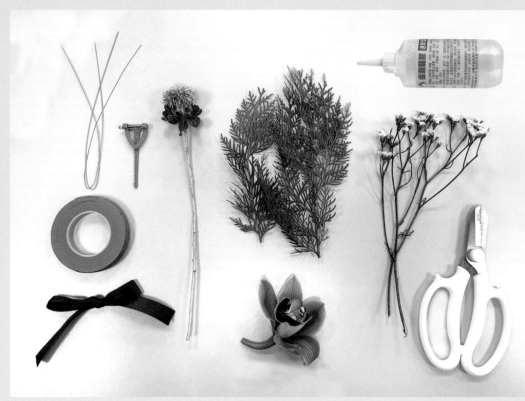

圖片來源:本團隊拍攝

※溫馨提醒

製作胸花時,主花的花梗在修剪時可以預留長一點,若因分支所形成花莖較短的樣態,可以利用鐵絲作固定與支撐,方便後續操作。

03 課程操作步驟

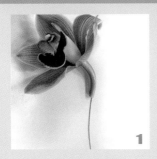

步驟一 首先將拿到的花材葉片摘除，將虎頭蘭的花朵剪下(預留約5公分的花梗)，將10公分的鐵絲90度垂直插進虎頭蘭的花莖，對折纏繞。

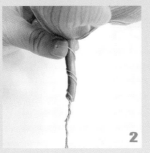

步驟二、

將剩餘的鐵絲沿著花托纏繞(方向與上步驟的鐵絲呈垂直冒)，纏繞至最後與垂直的鐵絲會合，兩條鐵絲交叉纏繞幾圈。

步驟三、

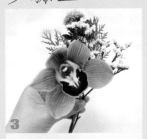

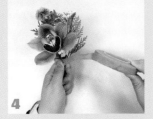

將花朵設計配置成自己偏好的造型，調整前後關係(由於胸花要別在衣服上，可以盡量讓蘭花的花朵朝前面的方向垂放)，完成後的花朵束成一束，用花藝膠帶將莖的部分捆成一束。

※**注意**1:花藝膠需出力拉緊才會有黏性喔!
※**注意**2:在綑綁過程中不宜將花束捏得太用力，可以適度預留一些空間完成品的花束才不會被擠壓而變形。

步驟四、

將綑綁好的花束，翻至背面，拿出胸花別針，將別針的背面貼著花束的背面併攏，並使用花藝膠帶再次纏繞。

(需調整一下綁的高度，別針的頂端可貼齊花束總長度的一半)

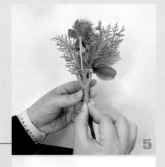

Last Step ————————

步驟五、

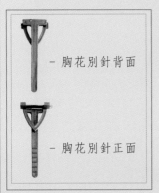

- 胸花別針背面

- 胸花別針正面

最後再將緞帶打一個蝴蝶結，並使用保麗龍膠黏至胸花手把正面；抑或是在胸花手把直接綁上一個蝴蝶結即大功告成。

圖片來源:皆由本團隊拍攝

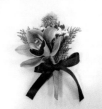

Finish!

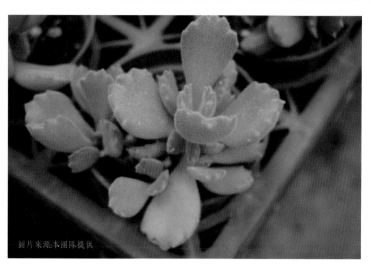

圖片來源:本團隊提供

Succulent plant

大寒 1/19-1/21

▪ 花卉栽培重點：

多肉植物種類眾多，其栽培特性類似，大多需要全日照的環境，僅少數如百合科需要光度較低。如果光線不足容易發生徒長的狀況發生。在栽培過程中，多肉植物的葉片構造容易滯留水分，必須特別小心水分殘留問題，避免導致頂芽腐爛。故種植時，須保持通風降低病蟲害的發生。

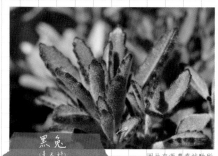

黑兔
(景天科)

圖片來源:農業試驗所

▪ 性狀介紹：

多肉植物係指植物的在演化過程中，其營養器官如根、莖及葉特化成肥大可儲藏水分及養分的構造，常見生長於長期缺乏水份之環境。

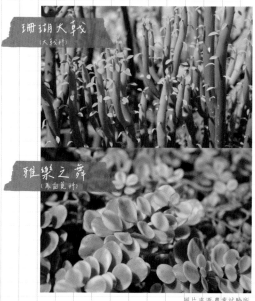

珊瑚大戟
(大戟科)

雅樂之舞
(馬齒莧科)

圖片來源:農業試驗所

110

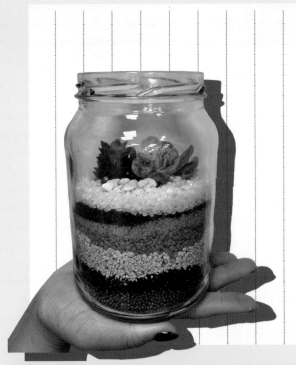

瓶中多肉

多肉植物小巧可愛，可進行多元造型組合，不僅是美觀的裝飾，亦是健康和心理福祉的小幫手。個案透過接觸不同介質獲得感官刺激，可以帶來意想不到的健康促進正面影響。

01 課程於健康促進之效益

• 語言表達 ★★★☆

多肉植物多層介質引發個案好奇與興趣，增進個案發問主動性，進而提升語言組織和表達能力。

• 手部肌力 ★★★★

製作多肉植物瓶時，需要較多精細動作如鑷子控制、植栽及逐層鋪沙過程，都能幫助提升手部肌肉的協調性與靈活性這對於預防手部肌肉退化極為幫助。

• 定向感 ★★

後續照顧植物需要定期觀察植物生長狀況及環境條件，如光線、水分等，這些活動能夠幫助個案增強時間定向感。

• 人際互動 ★★★★

分組製作可以增強彼此間的交流和協助。搭配主動性差異有落差的個案成組，能提供了一個良好的社交機會，進而提高社交技能。

• 注意力 ★★★★★

製作過程需要不同介質進行堆疊，需要持續的關注和細心，從中學會如何集中注意力於細節，這對提高專注力和學習能力都有正面的幫助。

• 記憶力 ★★★★

活動操作訓練個案短期記憶，學習瓶中植物種類、特性及照顧方式，後續可持續增強記憶力。長期而言，可作為預防記憶力衰退的方法之一。

02 所需材料介紹

植物
- 多肉植物

工具
- 花藝剪刀
- 培養土
- 多肉土
- 玻璃瓶
- 塑膠球
- 鑷子
- 膠帶
- 湯匙

裝飾
- 造型砂石

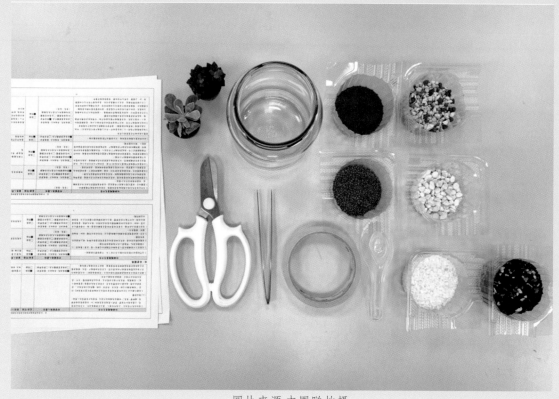

圖片來源:本團隊拍攝

※溫馨提醒

本次課程以多肉植物為主,操作設計內容以瓶中立面的砂土組合搭配,需要準備紙張將植物的介質進行隔閡,且同時進行造景砂土的搭配,在後續的維護上也須注意水分的控管。

03 課程操作步驟

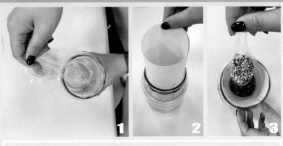

步驟一、

以造景砂作為打底填(約0.5公分)，接著將廢紙捲為筒狀，至入瓶中固定，於紙筒中倒入多肉土(5分滿)。

※介質須注意用量，不宜太多。

步驟二、

將1吋的多肉植栽退盆，整理土壤及根系。

※用手指捏一捏盆器，較容易退盆。

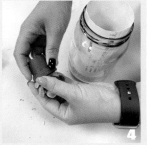
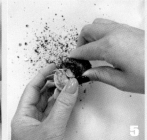

步驟三、

將多肉植栽擺在多肉介質上(可依個人喜好進行配置)，最後再回填介質覆蓋其土球根系。

※輕敲罐子，擠出空氣。

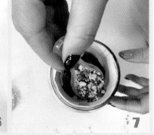

步驟四、

依個人喜好填入各類型之造景砂土，最後再將紙捲移除(可用鑷子調整介質呈現之弧度)。

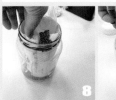

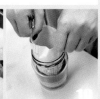

圖片來源:皆由本團隊拍攝

Last Step

以白色砂石，作為表面的覆蓋及填充，當中也可以在瓶中放入石頭、公仔等裝飾物，最後再使用鑷子進行微調整，確認觀賞面，即完成。

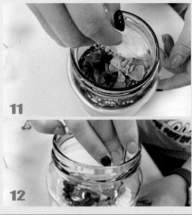
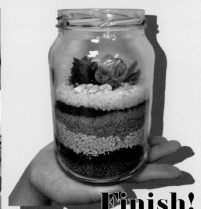

Finish!

園藝療育認知促進效益綜合檢索表

節氣活動	語言表達	手部肌力	定向感	人際互動	注意力	記憶力
洋桔梗花束		V	V	V		V
玫瑰手工皂			V		V	
蘭花水苔球	V	V		V		
海芋扦插		V		V	V	
菊花啵啵球	V			V	V	V
矮牽牛拼貼	V	V		V		
康乃馨花盅	V	V		V		V
石竹 拼貼花框	V			V	V	V
繡球花圈		V		V		V
仙人掌組盆		V		V		
水耕 馬拉巴栗		V		V	V	V
美鐵芋繁殖		V	V	V	V	
非洲菊帽夾	V	V	V	V		V
火鶴花上板		V	V	V		V
滿天星 祈福花瓶		V	V	V		
文心蘭插花		V		V	V	V
晚香玉 擴香石		V		V	V	V
星辰花 蜉蝣花瓶	V	V	V			V
百合 韓式花束				V		
唐菖蒲圓扇		V	V			V
長壽花組盆			V	V		
千日紅燈籠	V			V	V	V
瓶中多肉	V	V		V	V	V
虎頭蘭胸花		V			V	

國家圖書館出版品預行編目 (CIP) 資料

花語幸福x園藝療育 ： 24節氣認知促進手作 ／ 吳振
發， 褚哲維， 王文甫， 周佳妮， 林晏琪， 陳紀元，
蘇裕棠， 劉子瑤， 沈芊卉， 賴純絃著. -- 初版. --
臺北市 ： 五南圖書出版股份有限公司, 2024.11
　面 ； 公分
　ISBN 978-626-393-903-5 (平裝)

1.CST: 自然療法 2.CST: 園藝學 3.CST: 花卉

418.96　　　　　　　　　　　　113016736

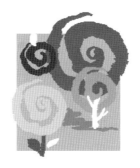

5N77

花語幸福 × 園藝療育
24節氣認知促進手作

著作主編：吳振發

作　　者：吳振發、褚哲維、王文甫、周佳妮、林晏琪、
　　　　　陳紀元、蘇裕棠、劉子瑤、沈芊卉、賴純絃

編輯主編：李貴年

責任編輯：何富珊

封面設計：林晏琪、姚孝慈

繪　　圖：林晏琪

文字排版：林晏琪、劉子瑤、蘇裕棠

設計排版：林晏琪、劉子瑤

圖片提供：農業部農業試驗所花卉試驗分所、國立中興大學園
　　　　　藝學系、國立中興大學園藝學系助理教授／陳錦
　　　　　木、農業試驗所花卉試驗分所副研究員／蔡東明

指導單位：國立中興大學大學社會責任計畫、農業部農業試驗
　　　　　所花卉試驗分所、國立中興大學園藝學系

出 版 者：五南圖書出版股份有限公司

發 行 人：楊榮川

總 經 理：楊士清

總 編 輯：楊秀麗

地　　址：106臺北市大安區和平東路二段339號4樓

電　　話：(02) 2705-5066　　傳　　真：(02) 2706-6100

網　　址：https://www.wunan.com.tw

電子郵件：wunan@wunan.com.tw

劃撥帳號：01068953

戶　　名：五南圖書出版股份有限公司

法律顧問：林勝安律師

出版日期：2024年11月初版一刷

定　　價：新臺幣400元

經典永恆·名著常在

五十週年的獻禮 —— 經典名著文庫

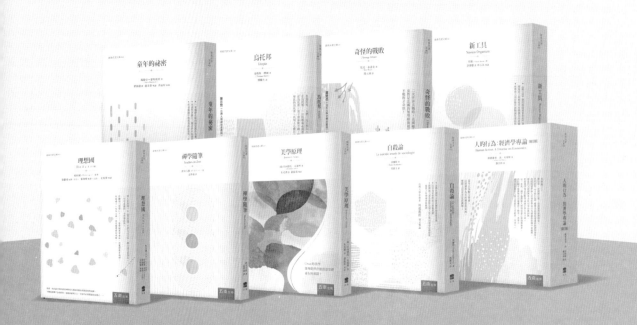

五南，五十年了，半個世紀，人生旅程的一大半，走過來了。

思索著，邁向百年的未來歷程，能為知識界、文化學術界作些什麼？

在速食文化的生態下，有什麼值得讓人雋永品味的？

歷代經典·當今名著，經過時間的洗禮，千錘百鍊，流傳至今，光芒耀人；

不僅使我們能領悟前人的智慧，同時也增深加廣我們思考的深度與視野。

我們決心投入巨資，有計畫的系統梳選，成立「經典名著文庫」，

希望收入古今中外思想性的、充滿睿智與獨見的經典、名著。

這是一項理想性的、永續性的巨大出版工程。

不在意讀者的眾寡，只考慮它的學術價值，力求完整展現先哲思想的軌跡；

為知識界開啟一片智慧之窗，營造一座百花綻放的世界文明公園，

任君遨遊、取菁吸蜜、嘉惠學子！

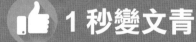